本科普项目由上海市健康科普人才能力提升专项资助
(项目编号:JKKPYL-2022-02)

爱在深秋

女性更年期保健10维度

陈 曦　邹世恩　李 斌 编著

复旦大学出版社

图书在版编目(CIP)数据

爱在深秋:女性更年期保健10维度/陈曦,邹世恩,李斌编著. —上海:复旦大学出版社,2024.8
ISBN 978-7-309-16724-5

Ⅰ.①爱… Ⅱ.①陈… ②邹… ③李… Ⅲ.①女性-更年期-保健 Ⅳ.①R711.75

中国国家版本馆 CIP 数据核字(2023)第 018900 号

爱在深秋:女性更年期保健10维度
陈 曦 邹世恩 李 斌 编著
责任编辑/王 瀛 方 晶

复旦大学出版社有限公司出版发行
上海市国权路 579 号 邮编:200433
网址:fupnet@fudanpress.com http://www.fudanpress.com
门市零售:86-21-65102580 团体订购:86-21-65104505
出版部电话:86-21-65642845
上海丽佳制版印刷有限公司

开本 890 毫米×1240 毫米 1/32 印张 9 字数 210 千字
2024 年 8 月第 1 版
2024 年 8 月第 1 版第 1 次印刷

ISBN 978-7-309-16724-5/R·2031
定价:78.00 元

如有印装质量问题,请向复旦大学出版社有限公司出版部调换。
版权所有 侵权必究

前言

每年10月18日是世界更年期医学会为关注围绝经期及绝经后女性健康状况而特别设立的健康主题日——世界更年期关怀日。更年期又称围绝经期,是女性进入老年期前的关键时期。重视和做好更年期和老年期保健,不仅是更年期女性迫切需要的,也是提高老年期生命质量的关键和基础,更是国家卫生保健水平的重要体现。随着医学技术发展,人类预期寿命逐年延长。更年期及绝经后期女性人数逐年升高,绝经后生存时间逐年增加:根据我国2018年人口统计资料,50岁以上的女性人数已超过2亿,预计2030年达到2.8亿。2018年,上海户籍女性平均期望寿命已经达到86.08岁。也就是说,女性一生有近1/3的时间是在更年期和老年期中度过。

绝经本质是卵巢功能衰竭。雌激素缺乏不仅会引起绝经相关症状,而且是导致绝经女性骨量丢失、骨质疏松、糖脂代谢异常以及心脑血管疾病风险增加的重要因素,会加重社会负担,同时也影响家庭和个人的幸福。更年期和老年期保健问题不容小觑。

更年期保健是一项长期性、整体性的健康管理。目前,人们对绝经相关的疾病治疗与健康保健有迫切需求,但认知上存在不足:常常将目光集中在由于女性激素波动所产生的血管舒缩症状(如潮热、出汗)和神经、精神症状(如烦躁、焦虑)等外在症状上;对性激素降低后产生的器质性病变（如泌尿生殖道萎缩相关疾病和绝经后骨质疏松及心血管疾病）关注不够；对绝经激素治疗的接受度不高等。如何进一步加强更年期、老年期妇女健康管理，提升女性健康水平和生活质量，有待于通过科普提高中青年女性对相关知识的提前认知，推动更年期女性的自主咨询或就诊，及时采取补救性干预措施。

目前中国女性更加注重生活品质。"健康保养""个性化"已成为新方向，由"活得长"转为追求"活得长、活得好"。女性如何观察月经周期？在日常生活中如何保护卵巢功能？如何及时识别卵巢功能下降或更年期的征象？怎样妥善地安度更年期，防治后续出现的代谢性疾病？绝经激素治疗利弊分别有哪些？这些知识信息，需要相关领域专家给予指导帮助。

本书从实用角度出发编写，以通俗易懂的语言，结合常见疾病、案例等将相关专业知识进行整理，为广大女性提供专业指导，及时识别更年期，并做好相应调整，提高生活质量。

全书共 10 个章节，围绕育龄期、更年期、老年期相关内容，对日常保健、卵巢功能保护、相关疾病防治（包括妇科肿瘤、代谢性疾病和更年期疾病等）、避孕节育等进行了详细介绍。

本书由复旦大学附属妇产科医院李斌医生、邹世恩医生及陈曦医生共同编写。虽几经商讨修改，但仍可能存在一些不足，请广大读者不吝指教，争取再版时改正。

最后，提醒大家科普内容不能作为诊断依据，如有不适请及时就诊。

陈　曦　邹世恩　李　斌

2024 年 7 月

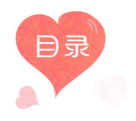

目录

PART 01　呵护卵巢

一　35～40岁了解更年期知识早不早　· 002
二　人到中年，月经周期变短，警惕更年期可能要来　· 006
三　几岁绝经才算正常？怎样避免"早绝经"　· 009
四　保护卵巢，五分天注定，五分靠自律　· 013

PART 02　更年期常见疾病

一　鸠占鹊巢的肌瘤　· 018
二　48岁，子宫肌瘤要手术吗　· 022
三　绝经后子宫肌瘤不变小，怎么办　· 024
四　"更年"最早的信号有哪些　· 027
五　更年期"月经"滴滴答答，可能不是"月经失调"　· 030
六　更年期停不下来的阴道流血　· 033
七　女性更年期，反复尿频、尿急、尿痛，别只看

　　　　泌尿科　　　　　　　　　　　　　　• 036
八　更年期，别让那些难言之隐变成真的麻烦　• 039
九　跳舞、咳嗽、打喷嚏会漏尿？警惕！尿失
　　禁离我们并不远　　　　　　　　　　• 041
十　为什么绝经后和老公同房变成了煎熬　　• 045
十一　更年期疲倦感频发——可能是"打呼"
　　　惹的祸　　　　　　　　　　　　　• 048

PART 03　代谢性疾病保健

一　出人意料！心血管疾病才是健康第一大敌　• 052
二　死亡风险竟然是"吃"出来的？是时候看
　　"表"吃饭了　　　　　　　　　　　　• 055
三　初潮来得越早，糖尿病风险可能越大　　• 060
四　就快进入中老年的你，关注过自己的
　　血压吗　　　　　　　　　　　　　　• 062
五　拒绝"油腻中年女"，做个乘风破浪的
　　"姐姐"　　　　　　　　　　　　　　• 065
六　女性请保护自己，别"伤了心"　　　　• 069
七　我们都有老去的一天，预防"老年痴呆"
　　能做些什么呢　　　　　　　　　　　• 073

PART 04　绝经激素治疗

一　更年期干预与否，生活大不同　　　　• 078
二　更年期不能只关注月经，全局性管理很

	重要	· 081
三	女人都要过的"坎",有多少人还在顺其自然	· 085
四	哪些女性"有资格"进行绝经激素治疗	· 088
五	月经量少,可以补激素吗	· 092
六	绝经激素治疗,激素是吃还是不吃	· 096
七	绝经激素治疗的前世今生	· 099
八	更年期服用激素会变胖吗	· 103
九	绝经激素治疗可以用到多少岁	· 106
十	38 岁开始激素治疗,什么时候能停药	· 108
十一	更年期激素治疗,既不是"神药",也不是"毒药"	· 111
十二	更年期症状重,不能用激素就没办法了吗	· 113
十三	月经不来,为啥有人只吃黄体酮,有人却吃"全套"	· 116
十四	激素治疗后症状明显缓解,是不是就可以停药	· 119
十五	一个"单身狗"的 101 次相亲失败	· 122

PART 05 防治骨质疏松

一	女人 40 岁,这个变化在悄悄发生	· 128
二	绝经后骨质流失有多快	· 132
三	更年期女性如何尽早发现骨质疏松	· 134
四	补钙:我要如何吃	· 137

五　补钙：最贵的未必就是最好的　·140

六　有一种维生素不是智商税，维生素 D 很重要　·143

七　防治骨质疏松，从调整生活方式开始　·146

八　防治骨质疏松，光吃"不用"，事倍功半　·149

九　上班"996"：生活不健康，到老泪两行　·151

十　强健骨骼，骨密度检测少不了　·154

十一　如何读懂骨密度报告　·156

PART 06　体重与营养

一　更年期体重管理：怎么好像永远在减肥的路上　·160

二　更年期为啥每年胖几斤？睡眠不好也是罪魁祸首之一　·164

三　更年期"慧吃慧喝"更健康：蔬菜、水果的健康密码　·166

四　每逢佳节胖三斤，假日稳定体重秘籍　·168

五　有人对牛奶"过敏"，还怎么愉快地补钙　·172

六　当晒太阳成为"奢侈"时，怎样愉快地补充维生素 D　·176

七　一种对女性友好的食用油了解一下　·177

PART 07　肿瘤预防

一　警惕妇科肿瘤的早期信号　·180

二	绝经后又来"月经",是重返青春吗	· 184
三	预防卵巢癌,如果亲属有这些疾病要当心	· 187
四	内膜癌离我们究竟有多远	· 189

PART 08 避孕节育

一	绝经了,节育环到底需不需要取出来	· 192
二	男性、女性能"生"到多少岁	· 195
三	更年期哪种避孕方式更合适	· 197

PART 09 婚姻与家庭

| 一 | 更年期家庭,需要双向奔赴 | · 202 |
| 二 | 救救沦陷在更年期的婚姻 | · 205 |

PART 10 日常保健

一	论"记住行经时间"的重要性	· 212
二	检测女性激素有哪些注意点	· 214
三	怎样做妇科检查不痛？一个小动作全搞定	· 216
四	这些概念理解错了,医院白来	· 219
五	史上"最贵的房子",如何做好维护	· 222
六	不管你是头胎还是二胎,孕前保健都绕不过去	· 226
七	有一种性生活暗藏危机:远离经期性生活	· 231

八	"姨妈"来前多不适,饮食窍门帮你度过每月的那几天	235
九	更年期不要神化、迷信保健品	237
十	经常冲洗阴道为什么还会得阴道炎	241
十一	神奇的大豆	245
十二	炼成你的"金钟罩""铁布衫"——更年期怎么吃才能提高免疫力	249
十三	更年期保健从妇科体检开始	252
十四	做个会"打算"的女神:绝经后如何进行健康管理	254
十五	更年期需要几年"更完"	257
十六	绝经了却还有白带,正常吗	259
十七	睡眠不好可能就是更年期惹的祸	261
十八	睡不着,又不想吃助眠药物,要不先试试这些招	264
十九	冬季时,更年期女性保健秘诀	267
二十	医生,我月经量少就没法"排毒"了!月经是毒吗	271
二十一	最善变的女人,更年期"姨妈"老来串门怎么办	272
二十二	更年期用药,不要用错	277

PART 01

呵护卵巢

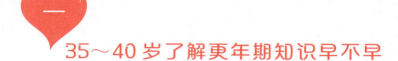

一 35～40岁了解更年期知识早不早

不知不觉,曾经的"女学生""女青年"变成了"气质女神"!35岁已过,不管结没结婚,立马觉得自己得奔"优雅风"去了。这时候,如果有个"不识趣"的"白大褂"要你关注"围绝经期健康管理"公众微信号,叫你学习"更年期"知识,你会不会不高兴?你是否会想:35岁就要学习"更年期"知识吗?

— 来了解一下卵巢的"有效期" —

卵巢能工作多少年,有个重要的基础就是卵巢中卵子的数量。女性在出生时有70万～200万个原始卵泡。这些卵泡不断地经历排卵和退化,逐渐被消耗。一般35～40岁前,卵泡数量呈稳定下降趋势,37.5±1.2岁后至绝经,卵泡耗损率升高2倍以上。卵巢功能的加速下降称为"折棍现象"。由此可见,35～40岁是女性人生中重要的转折点,不提早做点准备怎么行?

— 不做检查如何知道卵巢好不好 —

1 看月经

正常的月经符合以下四个特征。

(1)月经周期频率:相邻两次月经第一天间隔21～35天。

(2)月经周期规律性:月经周期天数相差<7天。

(3) 行经时间的长度：正常不超过 7 天月经干净。

(4) 月经量：与之前相比没有明显改变，不影响生活。

2 看白带

如果你观察到月经中期有拉丝状白带，恭喜你：这个月很可能排卵了。经常如此，意味着卵巢功能还不错。不过也有些人分泌物不多，观察不到这样典型的白带。

3 看基础体温

基础体温测定方法：最好连续测量三个月经周期。每天晨醒后最好在同一时间段，不起床不说话，用口表测量体温（腋表也不是不可以，不过口表更准确）。一般情况下，在排卵以前体温 36.5 ℃左右。排卵时体温稍下降。排卵后上升 0.3～0.5 ℃，一直持续到下次月经来潮，再恢复到原来的体温水平。

——确定卵巢功能是否有问题，还要靠血液指标——

最常使用的血液指标有性激素测定和抗米勒管激素（anti-Müllerian hormone，AMH）测定。

1 性激素

主要包括雌二醇、孕激素、卵泡刺激素、黄体生成素、泌乳素、睾酮 6 项，其中雌二醇和卵泡刺激素联合起来，有助于判断卵巢储备功能。一般建议在行经的第 2～5 天抽血（请注意如果本月 1 日来月经，那就是本月的 2～5 日抽血，并不是指月经结束后 2～5 天）。此外，做这项检查无须空腹。

2 抗米勒管激素

AMH 的优点是任何时间都可检测，波动比较小，得出的结果可以帮助评估卵巢目前的实际"年龄"。

3　其他

另外，还可以通过超声观察卵巢的大小、窦卵泡的数量等，这些对卵巢功能也有评估的作用。

— 回到开头的话题 —

35～40岁了解"更年期"知识是没事找事吗？

我们鼓励女性朋友在进入更年期之前就对即将出现的身体变化有一定的了解。

1　早知道早准备

爱美之心人皆有之。人们已经习惯将"美丽"和"青春"联系在一起。门诊上常见到患者在得知自己快要绝经后心情很糟。更年期抑郁的患者也不少见。如果她们能早点观察到身体的变化，早点寻求医生的帮助，心理上早点作铺垫，也不至于有这样强烈的无助感。

2　有些事宜早不宜迟

王女士，48岁绝经。绝经后一直潮热多汗。大冬天也要拿个毛巾不停地擦汗。她来看病时已经62周岁了。她说已经忍了10多年，本以为过两年就好了，谁知道近几年来越来越严重，一天之中潮热大汗的症状可以发作10多次，严重影响夜间睡眠。

如果王女士早点来就诊，完全可以考虑绝经激素治疗，它不仅可以缓解更年期症状，还可以保护骨骼。可现在她已年满60周岁，绝经也超过10年，错过了绝经激素治疗的最好时机。

目前的共识是：绝经激素治疗并非全年龄段都可以开始使用。首次开始吃药的时间一般在绝经10年之内或60岁以前。超过这个时间段，意味着患者缺乏雌激素保护的时间过长，可能已经出现了血管粥样硬化和血管壁斑块形成等情况,使用雌激素可能会使斑块破裂、血栓脱落而导致脑栓塞、肺栓塞等严重疾病。

> **写在最后的话**
>
> 我们一直致力于更年期女性的保健,认为女性朋友们如果能在35～40岁就开始关注相关知识,未雨绸缪才是正道。一个人40岁了解围绝经期健康管理和到了60岁才了解肯定是不一样的。

二 人到中年,月经周期变短,警惕更年期可能要来

—— 诊室故事 ——

顾女士今年43岁,她说:"我来咨询一下。我目前没啥不舒服,就是这半年来月经总是提前。月经每次都会提前5~7天,经量也有减少。以前月经都很规律,每次推迟4~5天,5天就干净,经量中等,也没有痛经。"

顾女士问:"我是不是卵巢早衰?要做哪些检查?怎么调养?"

顾女士今年还未进行妇科体检。医生在详细询问了她的相关既往病史后给她进行了必需的妇科检查,包括妇科双合诊、宫颈癌筛查、妇科超声、性激素测定。结果显示,抗米勒管激素下降,性激素水平基本正常,其他检查未见异常。

—— 月经周期为啥变短 ——

看来,顾女士的月经周期变短,很大程度上与卵巢功能下降有关。顾女士虽然还没有出现激素水平的明显波动,但抗米勒管激素下降提示卵巢内卵泡储备不足,开始走下坡路。控制卵泡成熟发育的卵泡刺激素升高的速度变快,卵泡本来要14天左右发育成熟,现在却被过高的激素水平早早催熟。卵泡发育的所需时间变短,自然月经周期也就变短了。因此,表现为月经周期依然规律,

但是周期时间缩短。

可以用避孕药调经吗

顾女士问是否可以使用避孕药调经。对年轻健康女性来说使用短效避孕药（每天口服1粒）确实既可以调经又可以避孕，可谓一石二鸟。但对于顾女士这样40岁以上的女士就不作常规推荐了。

不适用避孕药的其他情况还有哪些

（1）吸烟、酗酒、肥胖、长时间制动（如创伤、手术后）等高危因素。

（2）患有高血压病、冠心病、血栓、心脏瓣膜病变等严重心血管疾病。

（3）肝、肾损害，部分肿瘤、癌前病变的患者。

（4）患有糖尿病、甲状腺功能亢进症等内分泌疾病者。

（5）哺乳期和孕期妇女。

（6）精神疾病患者。

（7）严重偏头痛，反复发作者。

对于有避孕需求的女性，建议先咨询医院计划生育科专科医生再行选择避孕方式。

那该怎么办

目前顾女士的月经周期虽然有所缩短，但周期稳定在25天左右，基本属正常范围，女性激素测定结果也基本正常，并且没有出现潮热、汗出等更年期症状，可以暂以观察为主。如果月经周期进一步缩短至<21天，或者周期忽长忽短，或出现了不规律阴道流

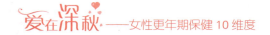

血,或出现了潮热、汗出等更年期症状,就说明卵巢功能可能出现了进一步下降,也有可能出现内膜病变,就需要进一步的治疗了。

写在最后的话

建议女性朋友们在35岁以后,能有意识地观察自己卵巢变化的蛛丝马迹(月经周期、月经量),并做好记录。有助于第一时间发现自身的更年期变化。平时多关注、阅读"围绝经期健康管理"公众号上的文章,对女性科普有基础的了解,做到对情况早发现、早干预,保持心理健康、减少并发症,也不是一件困难的事。

三 几岁绝经才算正常？怎样避免"早绝经"

门诊常有年轻的患者问："医生，我怕自己'早绝经/早更'，想让月经多来几年，怎样保养呢？"

其实，这是一个关于"绝经年龄"的问题。

绝大多数人是几岁绝经的

绝经是女性卵巢功能衰竭、走向老年期的表现。以往有很多研究发现：女性自然绝经年龄受不同国家、种族、经济发展水平和生活方式的影响，存在一定差异。各个国家平均绝经年龄在 50～51 岁，比如：美国 51.3 岁、澳大利亚 51 岁、土耳其 47.8 岁、马来西亚 50.5 岁、日本 50.5 岁。亚非拉、中东地区妇女绝经年龄要早于欧洲、大洋洲妇女。美国妇女绝经年龄最晚，欧美国家妇女平均绝经年龄是 51.4 岁。

我国的调查研究发现，各地妇女自然绝经的平均年龄差别不大，比如北京 48.41 岁、贵阳 48.12 岁、杭州 49.63 岁、吉林 49.11 岁、济南 48.37 岁。

超过几岁绝经可能是异常的

如果女性在 40 岁时，月经出现 4 个月甚至更长时间不来的情况，提示可能有卵巢早衰。如果在 45 岁之前，停经 1 年，算早绝经。卵巢早衰或早绝经后缺乏雌激素保护，容易提早出现骨骼、心脑血管等重要器官的衰老。

如果＞55岁还没有绝经，并不一定有问题，但是更应该每年定期体检，特别需要关注子宫内膜、卵巢、乳腺等，这些与激素相关的器官发生肿瘤的概率可能会增加。

怎样可以保养不要"早更"

门诊上有好多三四十岁的患者喜欢问："怎样可以多几年青春啊？"其实一个人能来几年月经决定于她卵巢中储存卵子的数量。简单地说，一个人卵巢中卵泡的数量在胎儿期就已经确定了。你的妈妈给你多少就是多少。一般来说，正常女性胎儿时期卵巢内会有200万个卵原细胞、500万个初级卵母细胞，出生时大概还有70万～200万个原始卵泡。成年后，这些卵泡会在每月随着排卵消耗一部分。也就是每月一般只排1个卵子，但是同时会"陪葬"一批卵子。这样逐渐消耗直至殆尽就绝经了。

有人问："有办法增加卵巢中卵子的数量吗？"

回答是：没有。现在可以做的，只是对一些年轻或希望保留生育功能的肿瘤患者，在进行放化疗前将她们的卵巢组织冷冻起来，等未来择机再将它移植回她们体内。

现在问题来了。既然总量已经没有提高的空间，有什么办法可以减少卵子的额外损耗吗？正所谓不能"开源"就要想办法"节流"呀！那让我们来看看哪些因素可能会引起"早绝经"。

哪些因素与早绝经有关

1 早初潮

一般初潮年龄较早，绝经年龄也相对提前。有研究表明：初潮年龄在 11 岁以下可能会使绝经年龄稍微提前一些。

2 结婚与生育

结婚、生过孩子、给孩子母乳喂养对卵巢是保护因素。独居或未婚、未育、未经母乳喂养可能造成绝经年龄提前。

3 避孕方式

口服短效避孕药会抑制排卵。有一些研究显示，如果服用时间超过 3 年，可能会使绝经年龄后推。但研究证据还不够，仅供参考。

4 吸烟与被动吸烟

烟雾中的尼古丁等有害物质会抑制雌激素的分泌，对卵巢产生毒害作用。吸烟女性的平均绝经年龄比不吸烟女性早 1～2 年。如果每天吸烟>10 支的女性，会有 40% 的人出现卵巢早衰。由于吸烟者只把烟草燃烧中产生的 10% 的烟雾吸入肺部，而其他 90% 的烟雾是飘散在空气中的，因此被动吸烟也同样可怕。被动吸烟时间>5 年的女性，早绝经发生率也会上升。

5 熬夜

有研究发现，熬夜时间越长、越频繁，出现早绝经概率越大。

6 焦虑、抑郁

长期处于焦虑、抑郁等负能量情绪中容易引起神经内分泌紊乱，导致早绝经。

怎样对自己的卵巢好一点

健康的生活方式包括如下。

（1）远离吸烟和被动吸烟。

（2）作息规律，养成按时上床睡觉的习惯，尽量避免熬夜。

（3）推荐经常摄入奶制品，每周适量摄入鱼、虾等优质蛋白食物，保持营养均衡。

（4）坚持锻炼，每天坚持做力所能及的体育运动。

（5）尽量避免长期浓妆艳抹。

（6）如果没有特殊的原因，还是应该在合适的年龄做合适的事。缘分到了，该结婚就结婚，该生孩子就生孩子。生完孩子后记得母乳喂养，对母亲好，对孩子也好。

四 保护卵巢，五分天注定，五分靠自律

卵巢对女性的重要性不言而喻。小女孩要成为亭亭玉立的少女少不了卵巢的帮忙；要生孩子离不了卵巢；要保持骨骼健壮离不了卵巢；要保持窈窕曲线离不了卵巢……一句话，卵巢是女性保持青春的重要器官。保护卵巢就等同于保卫青春。

那么，该怎样保护我们珍贵的"卵巢"？五分天注定，五分靠自律！何为"天注定"？

卵巢也要"拼爹"？不不不，是"拼妈"

卵巢能工作多少年？有个重要的基础就是卵巢中卵子保存的数量。人类在出生时有70万~200万个卵泡。这些卵泡在每个月不断地经历排卵和退化，逐渐消耗。实际上女性一生中可以排出的卵子也就只有400~500颗，其他的卵泡都退化消耗掉了。不同女性的起点不一样，有的人也许有400颗，有的人500颗，而有的人则更多一些，这是由个人基因所决定的，也就是"拼妈"。所以有时候我们在门诊上会看到有的患者55岁还没绝经，其实她的妈妈和外婆绝经年龄也是比较靠后的。

能用几年，还要看你怎么用

一般在40岁以前，卵泡数量呈稳定下降趋势。有研究曾提

出：在 37.5±1.2 岁时卵泡数约 25 000 个（临界值）。40 岁以后至绝经，卵泡耗损率升高 2 倍以上。我们把这种现象称为"折棍现象"。

既然大家都有折棍现象，那么怎么"用"自己的卵巢也是与绝经年龄密切相关的。如何才能与卵巢"和平相处"？

—— 再说说如何善待卵巢 ——

❶ 保持心情愉悦

良好的心理状态可促进并提高体内免疫活性物质的分泌，对预防卵巢早衰、保养卵巢有积极的作用。强烈的情绪波动或突然巨大的精神刺激以及长期沉浸于不良情绪中可能导致中枢神经系统改变，影响卵巢功能，出现月经失调。特别是有一类人，情绪易波动，即使休息时也难以放松，并且缺乏耐心、性情急躁、时间紧迫感较强、做事快，经常有抑郁或郁闷感、与家人相处不融洽等。长时间不良行为和心理暗示对下丘脑-垂体-卵巢轴造成刺激，可能干扰下丘脑和卵巢功能，女性相关激素内分泌紊乱，改变了月经周期，最终发展为闭经。

❷ 多食蔬菜、豆制品有益健康

新鲜绿叶蔬菜富含人体所需的维生素、矿物质和纤维素等营养物质，豆制品中富含蛋白质和大豆异黄酮等植物雌激素。与其在保健品中苦苦挑选，还不如吃蔬菜更安全、天然。多项荟萃分析显示，蔬菜、水果的摄入还有助于降低心血管疾病及肿瘤死亡率。水果和蔬菜摄入量每增加 200 克/日，患冠心病风险则可能降低 8%，脑卒中风险则可能降低 16%，肿瘤风险则可能降低 8%。苹果、梨、柑橘类水果，绿叶蔬菜、十字花科蔬菜可能有助于降低心血管疾病发生率和全因死亡率，黄、绿色蔬菜和十字花科蔬菜可能有助于降低癌症风险。

3 该吃就吃，不要"骨感美"

长时间节食减肥，或者应用药物快速减肥，可能导致营养不良，缺乏蛋白质，影响下丘脑分泌激素，从而导致卵巢早衰。曾有研究提出，经常节食的减肥者患卵巢早衰的风险可能是普通健康人群的4.17倍。

4 远离环境内分泌干扰物

杀虫剂、装修材料、染发剂、橡胶和塑料制品、油漆涂料等，均可不同程度地危害人类的生殖功能，引起卵巢功能衰退。曾有研究发现，女性理发师出现卵巢早衰的概率是非理发师女性的5倍多。

5 女性吸烟等同于"自宫"

曾有人利用大鼠做过被动吸烟的动物实验。用模拟被动吸烟30天后的大鼠和正常大鼠相比，结果发现，被动吸烟3个月后的大鼠卵巢变得充血、萎缩，细胞出现变性、排列紊乱，血管收缩，血供减少，卵母细胞数目明显减少。还有一项研究曾提到：吸烟（包含被动吸烟）的女性比健康女性卵子数量下降约7.0%。吸烟较多者（每天11～30支烟）卵子数量下降可能达到17.2%。

6 做好计划性妊娠，减少人工流产

人工流产不仅损伤子宫内膜，对卵巢也是打击。现在大家都知道人工流产不好，做多了子宫内膜会受伤。但很少有人会想到人工流产对卵巢也是打击。女性在怀孕后，身体发生了一系列复杂的变化，从大脑到卵巢到全身器官都被动员起来为新生命的到来做准备。与生殖相关的各种激素如孕激素、雌激素等大量分泌。

如果这时候强制性终止妊娠,会导致体内相关激素、内环境会发生激烈变化。有研究曾显示:人工流产后,特别是采用手术方式终止妊娠的妇女中,可能有 20％ 妇女出现卵巢功能障碍,主要表现为不排卵、黄体功能不全等。

写在最后的话

各位女神,卵巢能"服役"多久真不是我们自己能决定的。但形成健康的生活习惯,减少有害因素,善待我们的身体是我们应该做到的。还是那句话:与其在保健品中苦苦挑选,还不如早点养成良好的生活习惯和健康理念,这才更安全、天然和坦然。

PART
02

更年期常见疾病

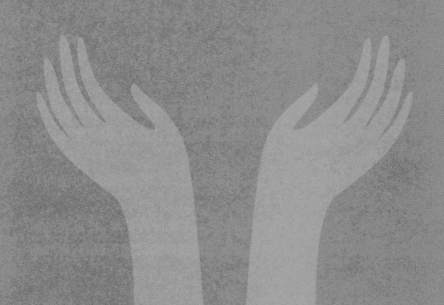

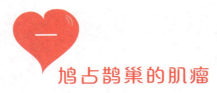

一 鸠占鹊巢的肌瘤

—— 诊室故事 ——

小王今年34岁，结婚5年。前些年没打算要孩子，现在两人事业、家庭都挺稳定的，就把生孩子提上了日程。没想到自己是"易孕体质"，停止避孕不到2个月，月经就不来了，一查"两道杠"，夫妇俩开心得不得了。可是在医院做完彩超，医生却给他俩浇了盆冷水：孩子可能有危险。原来小王的子宫里不只住着新来的宝宝，还有另一个"房客"——子宫肌瘤，而且"房客"长得还很大，直径有5厘米了。

—— 子宫肌瘤是什么 ——

子宫肌瘤是女性最常见的一种生殖系统肿瘤，育龄期妇女发病率为20%～50%。子宫肌瘤大多数都是良性的，但可能造成不孕和流产。

子宫肌瘤根据生长部位，可以分为三大类：黏膜下、肌壁间和浆膜下子宫肌瘤。

浆膜下子宫肌瘤长在子宫外部。一般向外扩展，长得大的肌瘤（比如直径5厘米以上），可能会压迫到隔壁的邻居器官，比如前壁肌瘤可能压迫膀胱产生尿频等感觉,后壁肌瘤可能压迫直肠出现便秘。但一般不太影响子宫腔,对怀孕的影响稍小。而黏膜下肌瘤和贴近宫腔的肌壁间肌瘤由于更靠近子宫腔,对怀孕和胎儿的影响就可能比较大,还容易引起月经量多或者淋漓不尽。

子宫肌瘤为什么会影响怀孕

一般来说,子宫肌瘤对怀孕的影响与它生长的位置有关。肌瘤生长的位置越靠近子宫核心,影响越大(比如可能会影响子宫颈、宫腔和输卵管口的形态),而越往外部生长的肌瘤相对来说可能影响会小一点。子宫肌瘤可能造成子宫异常收缩、影响内膜血供、影响精子输送和受精卵着床,并且不同治疗方式对妊娠也会产生不同影响。有文献报道:不孕症中以子宫肌瘤为独立因素的占 $1\%\sim3\%$,7% 的反复自然流产与子宫肌瘤有关。

小王的忧虑

我还能要这个孩子吗

小王平时没有定期体检,直到怀孕做 B 超时,才发现身体里藏着子宫肌瘤。小王很担心:能带着肌瘤怀孕吗?有哪些风险?

(1)怀孕期间肌瘤的生长速度可能变快。子宫肌瘤合并妊娠属于高危妊娠。怀孕期间雌激素和孕激素分泌旺盛,可能刺激肌瘤在短期迅速增大,影响胚胎发育甚至造成流产。有文献报道:自然流产发生率为 $20\%\sim30\%$,风险是没长肌瘤的 $2\sim3$ 倍。

(2)怀孕可能促使肌瘤发生变性。孕期子宫血供丰富,肌瘤易发生红色变性,孕妇可能会出现发热、腹痛、恶心、呕吐及感染等并发症。

(3)子宫扭转。有一种肌瘤长在子宫一侧时,孕期随子宫肌瘤的增大和宫颈组织软化支撑作用的减弱,有可能发生妊娠子宫扭转,患者会突发剧烈腹痛,严重者甚至会休克。

(4)胎位异常。直径>5厘米的肌瘤如果压迫宫腔,和胎儿争夺生长空间,可能造成胎儿生长受限甚至畸形。或可能阻塞产道,引发胎位异常,增加了剖宫产分娩的可能性。

(5)早产。一般来说,直径3厘米以下的肌瘤不太会引发早产。而直径3~5厘米的肌瘤出现早产的概率为20%~28%。

(6)产后出血。子宫肌瘤会妨碍产后子宫收缩,产后子宫复旧不良,使产后出血量明显增加。

2 我还可以顺产吗

一般来说,如果子宫肌瘤经过评估不会阻挡胎儿分娩通道阻碍产道的,绝大多数可阴道试产,并不是一定要剖宫产。以下情况要考虑剖宫产。

(1)如果子宫肌瘤正好长在宝宝出来的必经之路上(比如宫颈或子宫下段),则可能阻塞产道。

(2)或者怀孕前1~2年曾经做过子宫肌瘤剔除术且术中肌瘤较深较多的。

(3)或者有其他产科指征,需要考虑经剖宫产分娩。

3 剖宫产时可以把肌瘤一起拿掉吗

根据文献报道:剖宫产时进行子宫肌瘤剥除的出血发生率高,输血率高达20%,约有60%的产妇术后会发生贫血。因此,不要非得在剖宫产时剔除肌瘤,而要应根据肌瘤的部位、产妇的具体情况决定。对于肌瘤较大、血管丰富,或者长在阔韧带、宫角部、直肠窝、子宫颈等位置的肌瘤,剥离时可能引起大量出血,容易误伤周围脏器,不宜在剖宫产时剥除;另外,如果有心脏病、心力衰竭、子宫收缩乏力或者血液系统疾病等的患者，应当尽量缩短手术时间，也不宜在剖宫产时剥除肌瘤。

> **写在最后的话**
>
> 希望有生育要求的夫妇能在备孕前做好孕前体检。对自己和配偶的身体情况做个全面的评估。如果发现一些对妊娠不利的疾病，应该先行治疗后再考虑怀孕。这样不仅对宝宝好，而且对孕妈妈也是多重保护。

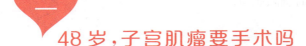
48岁，子宫肌瘤要手术吗

王大姐今年48岁。最近半年月经不太规律：之前月经周期都是28天，现在2~3个月才会来1次，经量也不多。大姐心想："自己多半'更年期'了，这个年纪也算正常。"所以并不特别在意。可是在单位职工体检时，做B超时发现有个直径4厘米的子宫肌瘤。这下王大姐不淡定了，赶紧到医院来咨询是不是需要开刀。

── 子宫肌瘤不开刀会不会恶变 ──

子宫肌瘤恶变一般多见于年龄较大的妇女，发生率为0.4%~0.8%。虽然发生率较小，但是恶性度较高。如果出现恶变，5年生存率只有30%左右。肌瘤在短期内迅速变大或伴有阴道不规律出血者要警惕恶变可能。绝经后，女性如果出现肌瘤增大、阴道流血、腹痛等也要尽早就诊，警惕恶变。

── 哪些子宫肌瘤需要手术 ──

绝大多数子宫肌瘤不需要手术，但有些情况例外。

（1）子宫肌瘤的体积大或者压迫泌尿系统、消化系统、神经系统等出现尿频、便秘或大便困难等相关症状。

（2）子宫肌瘤引起月经过多或异常出血甚至导致贫血。

（3）子宫肌瘤影响生育。

（4）子宫肌瘤患者准备妊娠时，若肌瘤直径≥4厘米则建议剔除。

（5）绝经后未行激素补充治疗但肌瘤仍生长。

（6）子宫肌瘤生长迅速，不能排除恶变的可能。

王大姐已经处在更年期，肌瘤不大（直径<5厘米），如果每年体检发现子宫肌瘤没有进一步增大，也没有腹痛、不规律阴道流血或者其他的压迫症状，可以先观察随访。

对于育龄期女性，如果子宫肌瘤比较小（如直径3～4厘米甚至更小），可以半年左右复查妇科彩超，观察肌瘤生长的大小和速度。如果发现肌瘤增大较快，以后需要手术治疗的概率就会大。

> **写在最后的话**
>
> 子宫肌瘤是育龄期女性常见疾病。恶变概率一般<1%。建议定期进行超声复查。如果肌瘤生长迅速或绝经后再次出现肌瘤，更应该提高警惕，及时就诊。

三 绝经后子宫肌瘤不变小,怎么办

—— 绝经与子宫肌瘤的关系 ——

研究表明:子宫肌瘤是性激素依赖性疾病。绝经后卵巢分泌的雌激素明显减少,子宫肌瘤失去了雌激素的"滋养",多数子宫肌瘤会停止生长或出现萎缩。因此,以前没有子宫肌瘤的人一般不太会在绝经后新长出子宫肌瘤,而已经有子宫肌瘤的,它一般不会再变大。

但这只是大多数情况,不是绝对。有些患者的肌瘤在绝经后期并不"老实",不但没有萎缩,反而变大或出现变性甚至恶变。那么,临近更年期的子宫肌瘤需要如何监测,哪些情况需要引起重视呢?

—— 绝经后子宫肌瘤不萎缩的原因 ——

1 测量误差

子宫肌瘤最常用的检测手段非超声莫属。由于超声医生的测量手法和角度不同,有时候会造成子宫肌瘤测量存在一些误差,但是这种误差多以毫米计算,不会太大。

2 变性

子宫肌瘤在生长过程中可由于血液供应变化等刺激而发生内部细胞转变。一般良性变性多见,如水肿变性、钙化、红色样变等。

变性的子宫肌瘤一般可能存在水肿等结构上的变化,个别还会增生活跃。所以体积上可能比没有变性的肌瘤"变胖",是绝经期肌瘤不萎缩的原因之一。

3 外源性雌激素的刺激

近年来,发现环境雌激素(比如塑料、农用化学品类)与女性生殖系统肿瘤和子宫肌瘤发病都有密切联系。还有使用绝经激素治疗,吃了添加雌激素的保健品、雪蛤,以及其他动物的卵巢等,也可能刺激子宫肌瘤的生长。

4 肥胖、高血压、糖尿病等患者

肥胖、高血压、糖尿病与子宫肌瘤有什么关系？简单地说,脂肪为雌激素合成提供原料,与雌激素分泌和调节息息相关。几乎所有的代谢疾病都与女性雌激素有关。肥胖不仅与糖尿病、高血压等代谢性疾病有关,与子宫肌瘤、子宫内膜癌、乳腺癌等激素相关肿瘤也有密切关系。因此,合并肥胖、高血压、糖尿病等这些高危风险因素的子宫肌瘤患者要警惕肌瘤恶变,更应定期体检。

—— 肌瘤变性就是恶变吗 ——

子宫肌瘤变性一般以良性居多。最常见的变性有水肿、玻璃样变、红色样变、脂肪样变等。只有不到 1% 的可能是恶变。

—— 如果发现肌瘤变性怎么办 ——

(1)必须注意:当超声等影像仪器检测下出现相应改变时,会提示子宫肌瘤变性可能。有时还需要加用磁共振成像等手段帮助诊断。但超声和磁共振成像只能提供初步诊断。究竟变性属于良性还是恶性,光靠这些影像学检查无法定论,需要由病理科医生对手术摘除后的肌瘤进行镜下诊断才能确定。

（2）患者应该在专业医生的指导下进行进一步检查。

1）可以借助磁共振成像等帮助进一步判断变性的程度。

2）进行肿瘤标志物的血液检测，会有所帮助。

3）如果出现不规律阴道流血或绝经后再次阴道流血或腹痛、短期内子宫肌瘤增大，则要警惕肌瘤出现了恶变可能。需及时就诊以便早发现、早诊断、早处理。

4）如果仅超声或磁共振成像提示肌瘤变性，患者没有其他不舒服，大多数可能是良性变性，可以短期观察，2～3个月复查超声，不一定要手术。

写在最后的话

更年期的女性患子宫肌瘤，多数人都希望"能不开刀就不开刀"。对此，我们把这个年龄段子宫肌瘤的处理意见给大家提一提。

（1）对于比较小的肌瘤，没有任何症状，可以定期监测。首次发现子宫肌瘤且没有症状的患者，最好3～6个月复查一下超声，看看肌瘤是否有变化。如果一直很平稳没有变化，则每年定期体检也可以。

（2）子宫肌瘤变性并不一定是恶变，不用惊慌，可以完善进一步检查，在医生的帮助下定期随访。

（3）如果绝经以后肌瘤没有缩小反而增大的，或者出现短时间内肌瘤增长较快、不规律阴道流血、腹痛、绝经后再次阴道流血等情况的，要赶紧就诊，警惕恶变可能。医生建议开刀比较好。

四 "更年"最早的信号有哪些

— 诊室故事 —

病例1 小A,今年20岁。出现问题的时候正值高三。那时候学业紧张,高考备战常常到深夜。某天,月经突然就不来了。小A和父母都想肯定是学业压力大引起了月经失调,也没多想。谁料2年多过去了,小A如愿考上了心仪的高校,对大学学习和生活相当适应,课外活动也开展得有声有色,按理说不应该再有那么大的压力,可是月经还是不来。她到医院一查,居然是"早更"了。

病例2 W女士的小朋友还有一年要面临"小升初"。37岁的她感到自己似乎比孩子还要焦虑。考察学校、制订计划、补习接送、晚上辅导……劳心劳力。一年折腾下来,W女士开始容易失眠、烦躁,孩子做题一错就火冒三丈。紧接着,月经周期变得越来越短。月经以前28天一次,现在23~25天就来了。

不是一定要到更年期才会"更年"

在多数人印象中,更年期女性就代表着几个关键词:大妈、肥胖、脾气古怪、叽叽喳喳。其实妙龄女性也是有"更年"的。

更年期大致相当于围绝经期,指卵巢功能逐步下降、走向衰退后出现的一系列心理和生理改变的时期。简单地说,就是卵巢功能不行了，导致出现一系列不适症状。无论多大的年龄，只要卵巢不行了，就会进入类似围绝经期表现，也就是"更年期"。临床上30岁左右出现卵巢早衰的也不少见。可见只在年纪大了才开始关注卵巢功能是有些晚的。

—— 哪些征象表明卵巢可能要退休了 ——

1 月经规律，但周期变短

举例：小B，35岁。以前月经周期为28天（即上次月经来潮第一天到下次月经来潮第一天间隔为28天）。半年前开始出现月经周期变为25天，但是周期还是很规律的。月经周期依然规律，但是周期时间缩短，往往是卵巢功能开始走下坡路的早期表现。

2 月经不再规律

有些人会出现月经不规律的现象。比如有时候20几天就来了，或者间隔时间更短；有时候连着两三个月都不来。还有的人会出现"月经"滴滴答答、淋漓不尽的情况。这是因为卵巢功能多半已经发生了实质性的下降，卵巢剩余的卵细胞不多了，很多时候没卵可以排了，就容易出现月经不规律。

3 像水龙头关上了，再也不来月经了

少数人的身体变化比较大，前2个月好像"月经还挺正常"，突然一下不来了，而且一直不来了。门诊也时常会碰到这样的患者。

—— 怎样观察自己的卵巢功能 ——

卵巢很神奇，还有很多不解之谜有待探索。但好好观察，身体还是会发现一些蛛丝马迹。那么可以通过哪些渠道或方法来自我检测呢？观察月经是最直接、简单的方法，还可以通过基础体温监

测、排卵期阴道分泌物变化等方面了解卵巢排卵功能。也可以结合潮热、出汗等表现，提示卵巢功能减退，雌激素不足；更准确的是检测抗米勒管激素，联合雌二醇和卵泡刺激素，超声窦卵泡计数等。

> **写在最后的话**
>
> 女性一般会在两个人生阶段特别关注卵巢功能：一个是备孕期，一个就是临近更年期。有时候人们在更年期对卵巢功能监测的需求好像更迫切。经常会在门诊遇到卵巢已经衰退而一下子无法接受现实的患者，痛哭流涕者或是黯然伤神者。其实如果女性朋友们能有意识地在35岁以后观察自己卵巢变化的蛛丝马迹，对自己的身体有个最基础的了解，做到对病理情况早发现、早干预，保持心理健康，减少并发症，也不是很困难的。

五、更年期"月经"滴滴答答，可能不是"月经失调"

诊室故事

王女士，46岁，9个月以来常常出现不规律阴道流血，有时褐色，有时夹杂鲜血。有时断断续续延续20天。她想：自己到更年期了，月经会乱也是正常的。估计就是个"月经失调"。她工作忙，家里事多，就没想着早看病，直到被邻居大姐提醒才来医院。

超声检查提示子宫内膜异常增厚

王女士超声结果显示：子宫大小基本正常。子宫内膜增厚至17毫米，且内膜不均匀。而她"上次月经"是7天前来的。王女士提供的"月经"时间与超声检查的内膜厚度并不匹配，而且子宫内膜不均匀，可能有病变。

医生建议做子宫内膜病理检查

王女士，46岁，身高158厘米，体重75千克，有高血压病史5年，不规律阴道流血反复出现9个月。更年期女性、肥胖、有"三高"这些特征提示着王女士可能患上子宫内膜癌。

哪些人要警惕子宫内膜癌

（1）排卵功能障碍的内分泌疾病：如多囊卵巢综合征、围绝经期女性等。由于每月不能规律排卵，子宫内膜长期处于雌激素的单一刺激下，缺乏孕激素拮抗，容易病变。

（2）肥胖、高血压、糖尿病：又称为子宫内膜癌三联征。合并这些情况的女性发生子宫内膜癌的风险会明显增高（王女士的体重指数为30千克/平方米，有高血压病史，那么她就是子宫内膜癌的高危人群）。

（3）晚绝经：55岁还未绝经称为晚绝经，子宫内膜出现病变的可能性会增大。

（4）不孕不育：不孕不育会增加子宫内膜癌的风险。

（5）卵巢生殖细胞肿瘤：有些卵巢肿瘤如卵巢颗粒细胞瘤、卵泡膜细胞瘤等会产生雌激素，可能引起子宫内膜癌。

（6）外源性雌激素：如果只使用雌激素治疗，5年以上发生子宫内膜癌的风险会增加10～30倍。绝经激素治疗的实施必须先由专科医生评估，排除禁忌症。对于未切除子宫的患者在绝经激素治疗中需要足量、足疗程添加孕激素保护子宫内膜，而不能单用雌激素。盲目使用不明成分的"保健品"也有风险。

（7）遗传因素：如遗传性非息肉样结肠直肠癌（林奇综合征）患者需警惕合并子宫内膜癌、卵巢癌和胃癌等。

（8）他莫昔芬（三苯氧胺）：他莫昔芬是乳腺癌内分泌治疗药物，可导致子宫内膜癌危险性增加。长期服用的患者需定期复查妇科超声，检测子宫内膜情况。

更年期应该如何监测子宫内膜

更年期期间,如果月经开始出现紊乱要做好观察和记录。

(1) 2~3 个月没有行经,应该到医院检查,监测子宫内膜的厚度。

1) 如果<5 毫米,说明体内雌激素水平比较低,可以继续观察。

2) 如果≥5 毫米,说明还是有一定水平雌激素会刺激子宫内膜增厚,但卵巢不能正常分泌足够的孕激素,增厚的子宫内膜无法自行脱落,形成"月经"。医生会用药,帮助内膜脱落排出(其实就是来一次月经),然后在月经来潮第 5~7 天复查超声了解内膜情况。

(2) 如果月经淋漓不尽,或者超声发现子宫内膜质地不均,且有子宫内膜癌高危因素,建议"分段诊刮"或"宫腔镜下诊刮",可以起到止血和明确诊断的双重效果。手术后 1 周左右会有一张子宫内膜的病理学报告,一定要记得领取这张报告(病理学报告非常重要,它是指导后续治疗的重要依据,切记妥善保管)并及时到医生处就诊,以便确定进一步的治疗(有些患者需要继续服药治疗)。

写在最后的话

更年期月经可以不是每月都来,但停经如超过 2~3 个月,最好前往医院就诊。更年期月经出现滴滴答答、淋漓不尽,或者同房后、大便后或者其他非月经期间的出血,都应该及时就诊。

绝经后(即月经停止满 1 年后)如果出现阴道流血(不管量多量少),都应该及时就诊。

六 更年期停不下来的阴道流血

诊室故事

诊室里来了一位阿姨,面色苍白的她坐下来就开始吐槽:"医生,我'大姨妈'来了以后就一直出血,1个多月了也没干净。4周前我来看病,医生建议做个'诊刮'就能止血。我做了,可是现在都两个礼拜了,血非但没消失,还越来越多了。并且我感到头晕、没有力气,非常难受。'诊刮'是不是没有用啊?"这位阿姨诊刮的病理报告写着:子宫内膜单纯性增生过长。于是我又问她:"诊刮以后病理报告给医生看过了吗?医生有开什么药给你吃吗?""有啊。医生看过后给我开了个药叫什么孕酮片的,要我吃几个月。我吃了5天见血块没了就自己给停了。"

有些药不能自己想停就停

阿姨诊刮后再次出现"大出血"的原因就是"擅自停药"。

1 什么是月经

在每月受到卵巢分泌的雌、孕激素的刺激下,子宫内膜由薄到厚,然后再脱落,而导致子宫内膜周期性剥落的现象称为月经。

2 "大姨妈"为啥一直不干净

诊刮前,这位阿姨出现了阴道流血持续近1月余的情况。根据病理报告结果,她的子宫内膜出现了与卵巢分泌的激素"不匹配"的病变。卵巢激素不能够指挥子宫内膜做出合适的转变,让子宫内膜长到合适的厚度就脱落,而是只生长不转变。变厚的子宫内膜最后无法支撑出现了出血,所以就出现了持续阴道流血。

3 为什么要做"分段诊刮"

第一,通过诊刮,可以将宫腔内的内膜清除出去,可起到止血的目的。第二,刮出的子宫内膜由病理科医生进行诊断,可以明确是否存在恶性病变,这是分段诊刮最具优势的地方。对于有的患者,可以借助宫腔镜进行诊刮。

4 诊刮做完不就好了吗

"诊刮后为什么还要叫我吃药?"患者多会这样想。其实,诊刮只是诊断和止血的第一步。第二步吃药对很多人来说是不可缺少的。用通俗的话说,诊刮后的药物治疗就是在调整月经,保护内膜,避免出现进一步的病变。这种药一般需要使用3～6个月(根据具体的病情由医生调整决定),可以帮助子宫内膜向正常的状态转变。

5 有些药不能想停就停

任何擅自停药的行为都会带来不可预料的风险。特别是妇产科的调经药物,如果患者擅自停药,就可能使子宫内膜失去"激素支持"而导致突破性出血,让月经更紊乱。

写在最后的话

更年期如果月经超过7~10天或月经量大,或出现了不规律的阴道流血,建议及时就诊。如果做了诊刮,请一定记得在术后1周左右到医院领取病理报告并就诊,以便帮助医生指导进一步治疗计划。千万不要耽搁时间,以免影响后续治疗。

更年期是子宫内膜病变的高发时期,也容易出现各种月经不调,有的人认为"更年期月经紊乱是理所当然的,不用去管它",结果耽误了子宫内膜病变的诊断和治疗。因此,一定要观察好自己的月经周期,定期体检,及时就诊,才能为自己的健康保驾护航。

七、女性更年期，反复尿频、尿急、尿痛，别只看泌尿科

—— 诊室故事 ——

50岁以后，一年之间尿路感染发了三四次。王女士在诊室里，坐立不安："医生，今年不知道怎么了，尿路感染了四回了。怎么老是复发？"

别急，要回答这个问题，请先来接受"灵魂三问"。

(1) 尿路感染发作后，是否有接受了专业规范治疗？
(2) 你的月经还准时来吗？
(3) 你觉得自己近来有什么不一样了？

如果已经接受了泌尿科专业医生的规范治疗后还是反复发作，应该考虑可能是由于卵巢功能下降后泌尿系统受到影响。王女士已经有3个月没有来过月经，不出意外她很可能已经进入了更年期阶段。反复发作的尿道炎可能是因为雌激素水平下降引起的尿道黏膜变薄、抵抗力减弱。

—— 自我评估 ——

(1) 如果还是不明白，先来和医生一起来做一次自我评估，可能就能找到答案。具体做法参见表2-1。

表 2-1 Kupperman 女性更年期自评量表

症状	程度评分				权重
	0	1	2	3	
潮热、出汗	无	<3 次/天	3～9 次/天	≥10 次/天	4
感觉异常	无	有时	常有冷热痛、麻木感、耳鸣	经常且严重	2
失眠	无	有时	经常	经常且严重需服安定类药	2
抑郁	无	有时	经常	失去生活信心	2
焦躁	无	有时	经常,能自控	经常,不能自控	1
眩晕	无	有时	经常,不影响生活与工作	影响生活与工作	1
疲乏	无	有时	经常	日常生活受限	1
肌肉、关节痛	无	有时	经常,不影响功能	功能障碍	1
头痛	无	有时	经常,能忍受	需服药	1
心悸	无	有时	经常,不影响工作	需治疗	1
皮肤蚁走	无	有时	经常,能忍受	需治疗	1
外阴、阴道不适	无	有时	经常	经常且严重	2
泌尿刺激症状	无	有时	经常	经常且严重	2
总分					

（2）评分说明如下。

1）各项症状所得分数＝各症状所选分值×各项权重。

2）总分＝各项症状所得分数之和。

3）总分代表了患者更年期症状的严重程度。轻度:15～20;中度:21～35;重度:>35。

一般轻度可暂时观察,中重度则需要就诊。

(3)王女士的自评量表结果如下。

1)潮热、汗出:中度,2×4＝8分。

2)失眠:轻度,1×2＝2分。

3)眩晕:中度,2×1＝2分。

4)焦躁:中度,2×1＝2分。

5)疲乏:中度,2×1＝2分。

6)泌尿刺激症状:重度,3×2＝6分。

总分:8+2+2+2+2+6＝22,属于中度范围。

再结合女性激素指标的监测,可以确定王女士确实进入了更年期。而反复发作的尿路感染就与雌激素水平下降有关。随后,王女士体检排除禁忌证,进行了绝经激素治疗。不仅潮热和睡眠障碍得到缓解,"恼人"的尿路感染再也没有发作过。

写在最后的话

中老年女性如果出现泌尿系统感染(比如膀胱炎、尿道炎),请一定在泌尿科专业医生的指导下规范用药。切记,不规范用药是病情反复的重要原因之一。

如果规范抗炎用药后仍出现反复发作,应该在妇产科医生处进行评估。因为卵巢功能下降也可能是原因之一。大家可以根据本文中的"Kupperman自评量表"进行自我评估,对自己更年期症状的程度有个初步估计。如果得分在中度甚至更高,应该是对生活影响比较明显了,建议到妇产科、内分泌科或更年期门诊就诊。

八 更年期，别让那些难言之隐变成真的麻烦

有些女性进入更年期后有了"难言之隐"，如反复发作的阴道炎、性交疼痛等。事关隐私，很难向他人启齿，许多女性选择隐忍。

—— 反复发作的阴道炎 ——

王阿姨，50岁，绝经2年。半年来一直有白带发黄、外阴干涩瘙痒间断发作。她很注意个人卫生，为什么还会得阴道炎呢？其实并不是因为不讲卫生，而是由于雌激素水平降低，阴道黏膜变薄、抵抗力降低，致病菌容易侵入。在医生指导下用药后，症状很快得到明显缓解。女性完全不必因为害羞或难堪而讳疾忌医。有的更年期女性还会出现反复发作的尿路感染，这时除了要在泌尿科医生处严格按照疗程规律治疗外，还需要在妇产科医生的指导下同时使用激素类药物（使用前需要先排除禁忌证）才能治愈。

—— 性交疼痛 ——

更年期后，原本和谐的夫妻生活变得难堪，性交疼痛是常见的问题。有时遇到老公不理解，两口子还会闹矛盾。其实性交疼痛也与雌激素下降有关，阴道黏膜萎缩加剧了摩擦带来的疼痛和干涩感。这时候该怎么办？首先老公要理解妻子的特殊情况，动作尽量温柔，粗暴可能加剧妻子的恐惧和不配合，引起恶性循环；其

次还可以尝试使用润滑剂来缓解干涩感,要知道如果因为惧怕疼痛而不再同房,阴道的萎缩反倒会逐渐加重。最后,如果以上办法都试过了还是不行,可以考虑进一步向医生咨询。

九 跳舞、咳嗽、打喷嚏会漏尿？警惕！尿失禁离我们并不远

诊室故事

病例1 52岁的张阿姨最近觉得不对劲。抱小孙女时小便常常会不受控制漏出来。有时走得快了也会漏尿。裤子经常潮潮的,难受又尴尬。张阿姨不敢喝水,外出也要戴成人尿布。裤子也穿宽大深色的,怕被人看出臃肿的尿布痕迹。

病例2 32岁的李小姐刚刚做了妈妈。宝宝生下来时八斤二两,全家都很高兴。李小姐想产后早日恢复身材,出了月子就开始锻炼,举哑铃、跳绳。体重很快就恢复到了产前。但尴尬的是,李小姐发现咳嗽、打喷嚏时会不由自主地漏尿。有一次甚至笑得厉害了也漏尿。

女性尿失禁不少见

中国成年女性尿失禁患病率高达18.9%,50～59岁年龄段女性的发病率更高,高达28.0%,其中压力性尿失禁比较多见。

哪些人容易出现压力性尿失禁

压力性尿失禁是指腹压增高(如打喷嚏、咳嗽、大笑或运动)等时出现不自主地漏尿。高危因素如下。

1 年龄

压力性尿失禁是常见病，并不只有老太太才得。但年龄逐渐增长是危险因素。有研究发现：40 岁以上中老年的发病率明显升高。

2 绝经或切除卵巢后

绝经后雌激素水平明显下降，会引起尿道黏膜萎缩、盆底肌组织松弛，尿道的关闭功能受损。有些进行卵巢切除手术的女性由于提早手术绝经，造成雌激素缺乏，也会出现类似症状。

3 肥胖

体重指数＝体重（千克）/身高的平方（平方米）。

体重指数＞25 千克/平方米的超重女性，压力性尿失禁发病率是明显上升的。有研究发现，体重指数＞30 千克/平方米的女性压力性尿失禁发病率是体重指数＜25 千克/平方米的女性的 2 倍以上。

4 其他

吸烟、长期从事体力劳动、长期便秘、慢性咳嗽、嗜饮咖啡、肠道功能紊乱、产后恢复不良等可能也是与压力性尿失禁有关的危险因素。

怎样尽早发现尿失禁

可以通过以下问题自查。请确认以下 5 种场景下是否漏尿（即使只有一小滴）。

（1）在咳嗽或打喷嚏时。

（2）在弯腰、蹲下、提举东西时。

（3）在快走或慢跑或其他运动时。

（4）可否有过强烈的急需排便感，以至于来不及如厕或解开衣裤就有漏尿的情况。

（5）是否有出现过突然且强烈地想解小便的感觉就必须马上如厕小便的情况。

如果以上这些情况或多或少地出现过，那就要当心啦！

—— 如果患病，该怎么办 ——

及时就医。但是找哪个科室有讲究。如果医院有"盆底专科"或"盆底功能障碍专病门诊"科室，找这样的科室肯定没错。如果没有，那么就挂"泌尿科"也可以。医生一般会根据病情需要让患者做一些检查，比如盆底 POP-Q 评分、B 超评估盆底肌、尿动力学测试、盆底肌电图监测等。做检查的目的是明确尿失禁的程度和类型，以便明确治疗方式。

—— 如何预防 ——

防患于未然，怎样才能预防压力性尿失禁呢？

1　戒烟

研究认为，吸烟者尿失禁发病率高于不吸烟者，可能与长期吸烟后引起慢性咳嗽和胶原纤维合成减少有关。

2　适合的体育锻炼

一般认为，经常参加体育锻炼有助于预防老年性尿失禁。但是要注意，不是每种锻炼方式都合适，比如跳绳等剧烈运动可能引起盆底组织支持力薄弱，反而容易诱发尿失禁。

3　降低体重

目前研究发现，肥胖是发生尿失禁的危险因素（特别是腰腹部肥胖）。年龄大、腹部脂肪堆积、腹压增高会对膀胱产生较大的压力。降低体重对预防和治疗尿失禁都是有用的。

4 避免便秘

长期便秘、排便困难、肠道内容物堆积会导致腹压增高,加重盆底肌负担,久而久之盆底肌组织松弛、损伤,可能引起尿失禁。

5 保持愉快豁达的心情

压力过大、焦虑、抑郁等情绪障碍或神经源性膀胱患者可能会因为膀胱肌肉的过度反应,无法很好地控制膀胱舒缩而导致尿失禁。

6 方便又管用的盆底肌肉锻炼方法

凯格尔运动:不管有没有尿失禁,都可以做起来的盆底肌肉锻炼。

做法:收缩尿道、肛门、会阴部肌肉 5~10 秒后放松,间隔 5~10 秒后重复上述动作。每次 15 分钟,每天 2~3 次。

请按照以下内容做凯格尔运动会更有效果。

(1) 建议先上卫生间排空膀胱后再开始这个练习。

(2) 在练习开始时,尽量放松并保持平缓呼吸。

(3) 先持续收紧肌肉,维持 3 秒钟,心里默默地数着 1、2、3,然后放松,集中精力感受肌肉的收缩与放松。休息 3 秒钟后再次收紧,这样循环练习,直至感到肌肉疲劳。

特别提醒:坐着、站着或平卧时都可以。锻炼时大腿、腹部和背部肌肉要保持放松并保持正常呼吸。

对于尿失禁明显者,锻炼前可以先排空小便,锻炼的强度可以因人而异。

开始时如果比较吃力可以先少做几组,待锻炼一段时间后再慢慢增加强度。一般来说,坚持 2 个月左右会开始有明显效果。

为什么绝经后和老公同房变成了煎熬

― 诊室故事 ―

王女士坐在我的诊室里,双手握在一起时,下意识地搓来搓去,嘴唇也紧紧地抿起来。她抬头看了我两次,吞咽口水又缩了回去。我心想:这是今天遇到的又一个有心理问题的阿姨吗?终于在我的开导和引导下,王女士说出了她的烦恼。

今年 51 岁的她,3 年前绝经,身体开始出现一些让她难以启齿的变化。她常感到下身瘙痒,有时候还有火辣辣的干燥样疼痛。厉害时走起路来都觉得痛。和先生同房就更难受了,和谐不再有,只剩下一个字——痛。她只好逃避,到后来直接和丈夫分房睡了。

― 她的身体到底怎么了 ―

简单地说,王女士的生殖器官出现了老化萎缩。

由于更年期及绝经后,雌激素水平降低,阴道壁上皮萎缩变薄,血管分布减少,生理性分泌物减少,阴道弹性降低。超过 50% 的绝经期女性可能会出现生殖道症状、性功能障碍和泌尿道症状,表现为外阴、阴道萎缩,阴道干涩、瘙痒、刺痛、性交痛。还有一些会伴有尿频、尿急、尿痛、夜尿、尿失禁及反复性的泌尿道感染等症状。

该怎么办

出现这种情况，千万不要因为不好意思而讳疾忌医。应该及时到妇产科或更年期专科来就诊，经过治疗，其症状一般都能缓解。可以考虑如下治疗方法。

1 绝经激素治疗

性激素水平下降是泌尿生殖器官萎缩症状出现的重要原因。绝经激素治疗可增加阴道血流、阴道弹性及润滑性，增强阴蒂的敏感性，提高性欲，减轻或消除因外阴、阴道萎缩干燥引起的不适症状。

首选的治疗方法是在阴道局部应用雌激素，比如把药膏涂抹在外阴、阴道或挤入阴道内，这样才能更有效地缓解外阴、阴道萎缩症状。症状严重的，还需要在排除禁忌证后口服药物治疗。

2 调整生活方式和参加体育锻炼

研究表明：健康的饮食、规律睡眠和适当的体育锻炼对整体健康和性健康起到积极的作用。糖尿病、高血压、高脂血症、心脏病、抑郁症、吸烟、酗酒等疾病和不良生活方式可能引起外阴、阴道萎缩症状的加重。应该积极治疗和控制这些疾病，并避免会加速衰老和雌激素降低的不良生活方式。

另外，还应该长期坚持规律和合适的体育运动。良好的运动可以促进血液循环，维持良好的肌肉张力，延迟衰老及更年期、绝经后骨质疏松的发生。

适合中老年的运动方式主要包括如下。

（1）有氧运动：适合老年人的有氧运动有很多，比如快走、慢跑、跳舞等。这些运动可以提供更为充足的氧气、促进血液循环、有助于拥有强健的体魄和健康的心理。

（2）身体柔韧性练习：缓慢地做一些拉伸肌肉的练习可以帮助老年人保持身体的灵活性和放松心态。比如太极拳，由成套的动作配合呼吸吐纳可以锻炼身体的柔韧性和协调能力、缓解骨质疏松和身体疼痛。

（3）轻度阻抗练习：老年人可以尝试重量较轻的负重练习。

3 阴道润滑和保湿

阴道润滑剂与保湿剂能减轻阴道干涩的症状，改善由于阴道萎缩引起的性功能障碍，尤其适用于那些不能采用激素替代治疗的患者。推荐使用的润滑剂，包括医用石蜡油、阴道用的润滑油膏等（一般药店或超市有售）。

写在最后的话

如果发生了这种难言之隐，千万不要讳疾忌医，不去就诊。晚年"性"福也是夕阳家庭和谐共处的重要一环。为了自己不再那么难受，也为了他，早日就诊吧！

十一、更年期疲倦感频发——可能是"打呼"惹的祸

一些女性在围绝经期感到睡眠质量下降。夜间睡不着、早醒；白天疲乏，记忆力减退。时间长了越来越焦虑、烦躁，甚至抑郁了。

更年期女性激素的波动会影响睡眠

40岁以后，女性卵巢功能下降，雌激素和孕激素分泌减少。激素水平的剧烈波动影响脑部体温调节和昼夜节律中枢的功能，使更年期妇女容易出现失眠和睡眠中断。同时潮热、多汗、心慌、烦躁等症状也可能影响睡眠。绝经以后，40%～50%的女性都会出现睡眠障碍。

不过睡眠质量下降可能不仅是更年期引起的，还要警惕阻塞性睡眠呼吸暂停综合征。

警惕阻塞性睡眠呼吸暂停综合征

1 什么是阻塞性睡眠呼吸暂停综合征

简单说就是睡眠中气道塌陷不畅，影响通气，导致打鼾、呼吸暂停、缺氧。患者容易出现睡眠紊乱、疲乏、头晕头痛、记忆力减退等症状；在绝经期女性中发病率高达26%；很多女性不知道自己夜间打鼾，或者不好意思告诉医生自己打鼾，常常造成漏诊。

2　为啥绝经期容易得这个病

随着年龄的增长,气道解剖结构会发生变化,舌咽等上部气道会变得狭窄。中老年女性雌激素下降后,全身肌肉张力下降,脂肪开始沉积,引起舌咽部上气道支撑力下降,容易加重气道的塌陷和狭窄。

3　有哪些症状

典型症状是夜间打鼾、憋醒(但有很多人并没有憋醒,也不知道自己打鼾)。晨起可能感觉头痛、头晕、口干、白天疲倦、嗜睡。

4　有哪些危害

长期处于缺氧状态,会增加高血压、动脉粥样硬化、冠心病、脑卒中等心血管疾病的发病率和严重程度。可能引发糖尿病,并可能损害脑或肾功能。长期影响睡眠,可能导致烦躁、焦虑等性格改变,甚至出现抑郁症等精神疾病。

5　高危人群有哪些

(1)肥胖:体重指数超标、脂肪向心性积累(即"将军肚"),是引起本病的高危因素。如女性颈围超过 35 厘米说明呼吸道周围脂肪沉积增多,要特别当心。

(2)合并慢性病:很多慢性疾病,如高血压、糖尿病、抑郁症、胃食管反流、焦虑症、甲状腺功能减退等,都会导致阻塞性睡眠呼吸暂停综合征。

(3)吸烟、饮酒:吸烟使咽部出现慢性炎症和黏膜水肿;酒精可抑制觉醒反应,延长呼吸暂停时间,使人对缺氧的反应性降低,不易醒来,这些都会增加患病危险性。

6　怎样治疗

阻塞性睡眠呼吸暂停综合征患者应该前往医院呼吸科或睡眠

呼吸暂停专病门诊,由专业医生评估。常用治疗方法包括控制体重,禁烟、酒,体位疗法或口腔矫治器,气道正压通气治疗,手术治疗等。

写在最后的话

目前很多人并未认识这一疾病。严重危害身心健康的睡眠呼吸障碍在更年期女性中发病率可能高达26%,其中50%的女性患者未得到应有的诊治。更年期女性需要警惕阻塞性睡眠呼吸暂停综合征这种器质性疾病。因此,失眠的你今天晚上就回去问问:"老公,我打呼不?"

PART 03

代谢性疾病保健

一 出人意料！心血管疾病才是健康第一大敌

现在，大众对于恶性肿瘤的重视程度很高。人们对它的印象已经牢牢定格在手术、放射治疗、化学治疗和死亡率高上。大众因为恐癌，所以非常愿意贡献自己的精力和财力来预防肿瘤。

可是你有没想过，对于国人来说，是因为什么提前走完自己的一生的？是因为我们谈之色变的癌症吗？终于有一项大数据研究来告诉我们答案了。

世界顶级医学杂志《柳叶刀》日前公布了一项研究，对1990—2017年中国人群的研究发现：中国人群过早死亡的主要原因分别是脑卒中、缺血性心脏病、肺癌、慢性阻塞性肺疾病和阿尔茨海默病。

—— 出人意料 ——

从1990年以来，肿瘤从来都不是带走我们生命的第一原因。而脑卒中一直稳居死因榜首，而且近30年来地位从未被撼动。2000—2005年，缺血性心脏病死因越过慢性阻塞性肺疾病成为我们第二大死因。之后也未再有下降趋势。

肺癌、肝癌、胃癌、食管癌作为癌症家族的代表分别位于死因榜的第4、6、7、10位。

我们对研究中所提到的榜首十大死因做了一个简单的分组，

发现十大死因大概可分三大阵营：心血管疾病、肿瘤和道路交通意外，如表3-1。

表3-1 影响人群过早死亡的10大原因

排名	病种	疾病
1	心血管疾病	脑卒中
2	心血管疾病	缺血性心脏病
3	非严格意义心血管疾病	慢性阻塞性肺疾病
4	肿瘤	肺癌
5	非严格意义心血管疾病	阿尔茨海默病
6	肿瘤	肝癌
7	肿瘤	胃癌
8	心血管疾病	高血压性心脏病
9	其他	交通意外
10	肿瘤	食管癌

心血管疾病死因中占第一位的是脑卒中，其后依次为缺血性心脏病、慢性阻塞性肺疾病、高血压性心脏病。

慢性阻塞性肺疾病是一种具有气流阻塞特征的慢性支气管炎和(或)肺气肿，它是可进一步发展为肺心病和呼吸衰竭的常见慢性疾病。故定义为"非严格意义心血管疾病"。阿尔茨海默病是一种起病隐匿的进行性发展的神经系统退行性疾病，并不是严格意义上的心血管疾病，但也有研究发现80%阿尔茨海默病患者中同时患有心血管疾病。这两种疾病与心血管疾病是有一定联系的，所以将它们归入了心血管阵营中。

小结

心血管疾病相关病因占总死因的50%。心血管相关疾病死因排名较肿瘤更靠前。

同时,文章还分析了2017年中国死亡最常见的危险因素,第一位是膳食风险因素;第二位是高血压;烟草因素则为第三位。

中国人的死亡风险竟有很大部分是"吃"出来的。说起这个,不得不提到《柳叶刀》上发表的另外一篇大数据分析研究。该文中强调:主要膳食风险是钠的摄入量太高以及谷物、水果、坚果和种子、蔬菜等摄入不足。其中高钠摄入是中国人口死亡的主要膳食风险。一句话,我们现在还是吃得太咸!这与心血管疾病占死因首位的结论不谋而合。

卵巢功能减退后女性健康管理应该做到如下。

(1) 全谷物纤维膳食、足量的新鲜水果和蔬菜。

(2) 每周吃2次鱼类食品。

(3) 少糖、少油(每日摄入量25～30克)、限盐(每日摄入量≤5克)、限酒、戒烟。

(4) 足量饮水,每日饮水量在1500～1700毫升。

(5) 每天有氧运动,每周共计150分钟,另加2～3次阻抗运动。

(6) 在诊断雌激素缺乏后能排除禁忌证并尽早开始绝经激素治疗,会使女性获得雌激素对心血管和神经的保护作用(但指南不推荐仅仅为预防心血管疾病和阿尔茨海默病者而使用绝经激素治疗)。

二 死亡风险竟然是"吃"出来的？是时候看"表"吃饭了

世界权威医学杂志《柳叶刀》于 2017 年发布的一篇大数据分析研究表明：中国人的死亡风险归因占首位的居然是"膳食因素"，换句话说，有很大部分原因是"吃"出来的！该文中强调：主要膳食风险是钠吃得太多（食物太咸了），以及谷物、水果、坚果和种子、蔬菜等吃得太少。

—— 吃得太咸 ——

高钠摄入是中国人口死亡的主要膳食风险。一句话概括：我们现在还是吃得太咸！这与心血管疾病占死因首位的现象相呼应。

| 危害

盐作为调味品，我们每天都离不开。但吃得太咸并不能增加菜品的风味，反而容易引起以下危害。

（1）升高血压，促进动脉粥样硬化：吃盐多不仅可以升高血压，同时还能使血浆胆固醇升高，导致动脉粥样硬化。

（2）胃癌：高浓度食盐可破坏胃黏膜，诱发胃癌。

（3）呼吸道疾病：高浓度食盐能抑制呼吸道细胞的活性，减少唾液分泌，使口腔内溶菌酶减少，抑制其抗病能力。增加病毒和病菌引起上呼吸道感染的概率。

（4）加快骨钙丢失：多吃盐易患骨质疏松症。

（5）加重肾脏负担。

2 如何控盐

《中国居民膳食指南》明确指出：每人盐的每日摄入量≤5克。具体如何控盐，要分两个方面来讲：日常就餐和隐形盐。

（1）日常就餐：自家做饭控盐相对简单，对自己的手感没有信心的可以借助控盐勺来实现。尽量减少外出就餐。餐馆中，尤其是在全国都广受欢迎的川湘菜系、火锅、烧烤，含盐量都较高。

（2）隐形盐：盐在日常食品中几乎无处不在。除了咸味的食物以外，甜品里也有盐。这种隐藏在甜食里的盐最容易被忽视。看看周围食物的配料表：钠无处不在（包括面包、蛋糕、果酱、饼干）。

（3）减少"隐形盐"，请看"食物成分表"。

大家可以看看通过正规渠道购买的食材，在包装上都会印有"食物成分表"，注意成分表中"钠"的含量。尽量选择钠的百分比值小于"能量"一栏百分比的比较好。比如如果一款饼干中钠成分占比为18%，而能量占比为24%，钠少于能量，对于减盐这一项标准算"过关"。

—— 蔬菜、水果吃得不够 ——

很多研究显示：多吃蔬菜、水果有助于降低心血管疾病及肿瘤死亡率。但上海市疾病预防控制中心2018年公布的数据显示：作为一线城市的上海，居民每日摄入量蔬菜仅为249克，水果仅为75克，大大低于膳食指南的标准。建议如下。

（1）餐餐有蔬菜。每日蔬菜摄入量保证500克较为理想，其中深色蔬菜应占一半以上。

(2) 每日水果推荐摄入量为200~350克。

(3) 蔬菜和水果不能互相替代。

(4) 果汁(即便是鲜榨)不能代替水果。

(5) 酱菜、咸菜等食品不能代替蔬菜。不建议食用。

吃得太甜

说到减糖,很多人说:"医生,我不爱吃糖啊,我从来也不买糖果吃的。"

其实我们在这里说的糖,并不是只是指商店里那些花花绿绿的糖。说到"减糖",一定要搞清日常生活中还有哪些不被注意的"隐形糖"。比如,江浙沪一带多喜浓油赤酱,很多人做菜时喜欢放一些糖,有增鲜的作用,但这样也客观上容易增加了糖的摄入量。饮料是隐形糖最多的来源:比如各种各样的奶茶、碳酸饮料、酸奶及类似早餐奶等"奶饮料"。

怎样才能尽量减少摄入"隐形糖"呢?学会看食物成分表就可以了。如表3-2是某奶茶的商标上的营养成分表。

表3-2 营养成分

项目	每80克	营养素参考值百分比
能量	825千焦	10%
蛋白质	1.1克	2%
脂肪	15.2克	9%
碳水化合物	37克	13%

先来看第一行:能量(每80克奶茶有825千焦能量)。一般来

说,2两米饭的能量=116大卡(1大卡=4.182千焦)。由此换算可知道,如果喝了80克奶茶摄入的能量,大约相当于吃了3两米饭。

然后再看看倒数第一行:碳水化合物(每80克奶茶有37克碳水化合物,约占13%)。我们知道,一般天然牛奶中所含乳糖约为4.5%,如果饮料中提示碳水化合物含量超过了4.5%,甚至更高,那就说明此款饮料中人为添加了"糖"。

所以关于减糖:尽量少喝饮料,清淡饮食。实在馋了,少喝一点怡情即可,还要记得看看成分表,选择"碳水化合物"比例低的和"能量"低的产品。

适当减少脂肪摄入

说到减油,有以下几层含义。

(1)减少摄入量:一般建议每日烹饪用油25~30克/人,也就是2~3勺的样子。煎炸类食物还是尽量少吃,实在馋了偶尔吃吃就可以了,别忘了可以用厨房用吸油纸把油尽量吸掉会更好一点。这类食物的代表有红烧茄子、地三鲜、干煸四季豆、炸藕合、糖醋里脊、松鼠鲑鱼、干锅菜、水煮鱼等。

(2)选择单不饱和脂肪酸相对含量较高的烹饪油,如山茶油、橄榄油。目前研究发现,单不饱和脂肪酸有降低血糖、调节血脂、降低胆固醇的作用。经常食用山茶油、橄榄油的人冠心病的患病率较低。还可以选择对女性友好的亚麻籽油。亚麻籽油是从亚麻籽中制取出来的油脂,因为富含不饱和脂肪酸(亚油酸和α-亚麻酸)而具有很高的营养价值。

写在最后的话

从我做起"三减",努力做到"三健";少盐少油少糖,戒烟限酒,保持健康体重;注意口腔卫生,定期检查,健康口腔;吃动平衡,贵在坚持,适宜运动,健康骨骼;自我调节,良好心态,静心处事,诚心待人。

夕阳无限好,只是近黄昏。

盐油糖稍减,美果绿珠醉。

心静赤诚渡,养怡之福延。

三 初潮来得越早,糖尿病风险可能越大

— 绝经与糖尿病关系密切 —

雌激素几乎可以对全身所有的系统(从皮肤、骨骼到大脑、眼睛、牙齿、血管、心脏、结肠、尿道等)起到保护的作用。绝经后雌激素水平下降,对机体保护力减弱。曾有研究指出:绝经女性患糖尿病的风险是同年龄段未绝经女性的1.35倍。

— 新的研究 —

2019年7月北美更年期协会杂志《更年期》(Menopause)发表了一篇关于中国女性初潮年龄与糖尿病发病风险的文章。指出:初潮年龄越小,糖尿病风险越大。

这项研究是由郑州大学的研究人员进行的。研究中共收录了15 346名中国农村更年期女性。研究中发现:初潮年龄≤14岁的更年期女性比初潮年龄在16～17岁的女性患糖尿病的风险高1.21倍。初潮年龄≥19岁的围绝经女性患糖尿病的风险最低。也就是说,月经初潮年龄越早,患糖尿病的风险越高。

这项研究针对的是中国农村女性,发现中国农村女性的初潮年龄约为16.1岁。而针对中国城市中小学生的研究发现,她们月经初潮时间大都比这个年龄早,多在12～15岁。因此这篇文章中

的结论并不能代表当前城市孩子的情况。

何时初潮、何时绝经,都不是能够自主控制的。不过做好糖尿病预防,把握当下,却是我们可以争取的。

糖尿病高危人群有哪些

有些女性血糖正常却是糖尿病高危人群。比如下面这些女性就属于糖尿病高危人群:①年龄≥40岁;②超重、肥胖(体重指数≥24千克/平方米;女性腰围≥85厘米);③常久坐;④多囊卵巢综合征患者;⑤一级亲属中有2型糖尿病家族史;⑥生育的孩子出生体重≥4千克或有妊娠糖尿病;⑦患高血压、高血脂、动脉粥样病变等疾病;⑧患严重精神病和(或)长期接受抗抑郁症药物治疗。

高危人群如何预防糖尿病

总结起来就是:生活方式干预和定期监测;推荐肥胖或超重者控制体重指数<24千克/平方米;或体重至少减少5%~10%;每日饮食总热量至少减少1 680~2 100千焦(大概相当于250克主食);饱和脂肪酸摄入占总脂肪酸摄入的30%以下;体力活动时间增加到250~300分钟/周;开始生活方式干预后,须定期检测血糖变化情况。建议普通人群也应该每年至少进行一次血糖监测。

四、就快进入中老年的你,关注过自己的血压吗

—— 中老年女性,警惕隐形杀手:高血压 ——

众所周知,高血压是与血管衰老和年龄相关的慢性疾病,发病率一般随着年龄的增长逐渐升高。50 岁之前,男性的发病率高于女性,但女性在绝经前后发病率开始上升。高血压是女性心血管疾病的重要危险因素之一,因此提高绝经前后高血压的认识和管理是预防心血管疾病发生的关键因素。

—— 绝经后易出现高血压的原因 ——

围绝经期,俗称更年期,是指妇女绝经前后的一段时期。一般是从 40 岁左右开始至完全停经后 12 个月内。从更年期开始,卵巢功能明显衰退,雌激素水平开始降低,雄激素水平相对增高。同时开始出现一系列的心血管疾病危险因素,包括向心性(苹果型)肥胖、血脂升高、血糖升高、胰岛素抵抗等。而雌激素的降低与更年期女性高血脂和胰岛素抵抗密切相关。这些都促使高血压成为绝经前后女性易发生的慢性疾病之一。

—— 高血压的危害 ——

高血压在全球的发病率超过 25%,随着年龄的增长逐渐上

升，其中在 50 岁以前女性的发病率是低于男性的，但在女性绝经后高血压发病率开始上升，特别在 70 岁以后明显高于男性。虽说女性发生心血管疾病年龄比男性晚 10~15 年，但就诊时的表现往往比男性严重。很多高龄并伴有高血压、糖尿病史的女性发生无症状心肌梗死的情况比男性多。甚至有些患者以心力衰竭为首发临床表现。另外，女性绝经后易出现自主神经功能紊乱，更年期女性出现疲倦、呼吸困难、胸闷、恶心、肩背痛等症状，如果不通过心血管专科医生排除器质性病变，容易被误认为是单纯神经功能紊乱引起的系列综合征，干扰真正女性冠心病诊断，往往可能延误早期的治疗时机。

如何定期正确地监测血压

2022 年《中国高血压临床实践指南》：推荐成年人采用经过标准化方案验证的上臂式电子血压计测量血压。不推荐使用腕式或手指式电子血压计。

1 测血压时应该注意要点

（1）安静放松：测血压前 30 分钟内禁止吸烟、饮茶、喝咖啡。排空膀胱。安静休息至少 5 分钟。测量时保持坐位，双脚平放于地面，身体保持不动，不说话。

（2）正确放置上臂袖带：上臂袖带中心与心脏（乳头水平）处于同一水平线；袖带下缘应该在肘窝上方约 2 横指；松紧度以可插入 1~2 指为宜。

2 如何判读自己的血压是否正常

2022 年《中国高血压临床实践指南》：推荐将我国成年人高血压的诊断界值由收缩压≥140 毫米汞柱和（或）舒张压≥90 毫米汞

柱下调至收缩压≥130毫米汞柱和(或)舒张压≥80毫米汞柱。指南的这次调整并不是要刻意扩大高血压人群,而是要提高医生和患者对于血压管理的警惕性。

五、拒绝"油腻中年女",做个乘风破浪的"姐姐"

"油腻中年女"是网络流行语,起源于"油腻中年男"这个词,指的是具备一些跟油腻中年男性类似特征的中年女性。

—— 中年何来"油腻" ——

中年油腻,通常与肥胖(或体重增加)、宅家、不喜好打扮等联系在一起。其实所谓的"油腻"主要来自两个方面。

1 家庭和事业上的重负

40~50岁女性往往是家里顶梁柱,在单位扮演"女强人",回家后扮演"总管家"等多种角色。上有老、下有小是很多人的真实写照,生活和工作压力都达到顶峰,连轴转剥夺了很多属于女性自己的空间和时间。"我也想精致,可是我要有时间啊"是许多中年女性的心声。

2 心理上的变化

绝大多数女性40岁以后卵巢功能就走向下坡。一旦出现停经等更年期相关症状,会感到"猝不及防"——人生还没开始,怎么就要老去了?!

—— 还有一种真"油腻" ——

有一种"油腻",是40岁后尤其要当心的:"内在的油腻",表现为腰围粗、体重超、血脂高。

1 腰围粗

根据脂肪分布情况,可以分为腹型肥胖和周围型肥胖。

(1)腹型肥胖:脂肪堆积在胸腹部,导致细胳膊细腿大肚子,状似苹果,又叫苹果型肥胖。当成年女性腰围≥85厘米时就要考虑腹型肥胖了。这种肥胖更容易导致代谢紊乱,诱发糖尿病等代谢性疾病和心血管疾病,对健康的危害也更大。

(2)周围性肥胖:脂肪堆积在臀部及大腿部位,因外观似梨,又称为梨形肥胖。这类肥胖对代谢的影响小于苹果型肥胖。油腻的结果不仅仅是"不好看",还是"要你好看"。

2 体重超

更年期脂肪开始蓄积,逐步向内脏蓄积。但全身肌肉量下降,运动量也减少。51～70岁是体重超重和肥胖发生率最高的年龄段。常出现:肚腩赘肉或全面发胖。

3 血脂高

"医生,我不胖呀。为啥绝经后,血脂还高了?"更年期和血脂有啥联系? 我们已经知道:雌激素对全身各个器官都有保护作用,其中对血脂的调节作用也是无可替代。

雌激素正常时,可以有效地维持身体内部胆固醇代谢,起到改善血脂;抑制动脉壁粥样硬化斑块形成;扩张血管,改善血供;维持血管张力,保持血流稳定的作用。随着年龄的增长,雌激素水平下降,身体代谢、处理脂肪的能力下降。因此,常常有更年期女性检查后"意外地"发现"血脂异常"了。

国内外血脂异常管理指南均将绝经后女性列为重点管理人群。随着卵巢功能下降,女性出现肥胖、血脂及血糖等异常及动脉粥样硬化性心血管疾病的风险会大大上升。可不就是"要你好看"嘛!

绝经后女性,动脉粥样硬化性心血管疾病的多种危险因素增加,是该病的高风险人群。比如,同是 50 岁,丽丽绝经了,晓霞月经还正常,那么丽丽得冠心病的概率会比晓霞高 2～3 倍。

—— 不做"油腻女",几大措施来补救 ——

1 定期体检

定期监测血脂、血糖、血压等是防治高血脂和心血管疾病的重要措施。

《中国成人血脂异常防治指南》推荐绝经后女性每年检测一次空腹血脂。以下人群应该每 3～6 个月测定一次血脂:①已经患有动脉粥样硬化性心血管疾病者;②存在多项相关危险因素的人(如患有高血压、糖尿病、肥胖、吸烟);③有家族性高脂血症病史的患者;④皮肤或肌腱黄色瘤及跟腱增厚的人。

2 调整生活方式

血脂异常与饮食生活方式有密切关系。饮食治疗和改善生活方式是血脂异常防治的基础。

3 控制体重,减腰围是主要手段

绝经期妇女体重指数控制在 18.5～23.9 千克/平方米、腰围<80 厘米比较有利于血脂控制[体重指数计算方法:BMI＝体重(千克)/身高^2(平方米)]。

4 适当运动保青春

建议每周可以至少坚持 150 分钟(每周 5～7 次、每次 30 分钟)的中等强度的有氧运动,比如走路、慢跑、骑车、游泳、跳舞等。

绝经后女性每周至少应该进行 2 次肌肉张力锻炼，如抬腿锻炼或平举上肢等。已经患心血管疾病的朋友，需要先在内科进行运动负荷试验，评估安全性。

⑤ 调整饮食结构

增加水果、蔬菜的摄入。最好多选择全谷物食物。主食类建议以谷物、薯类和全谷物为主。每周至少吃 2 次鱼。限制饱和脂肪酸和反式脂肪酸。限制胆固醇：每天＜300 毫克（食物中的胆固醇吸收率一般在 30％左右。而 1 个鸡蛋中的胆固醇总量约为 200 毫克。）

⑥ 限制饮酒

每日酒精摄入不能超过 15 克［酒精克数与饮品数的换算方法为：酒精量（克）＝饮酒量（毫升）×酒精含量（％）×0.8］。

⑦ 限制盐和糖的摄入

详情参见本章第二节"死亡风险竟然是'吃'出来的？是时候看'表'吃饭了"。

最后，男士们要多关心自己家的女神。携手走过了这么多年，家人应给处于更年期的爱人、妈妈更多的情感支持。你们的理解、谅解和关心会给女性莫大的鼓励和安慰。

六、女性请保护自己,别"伤了心"

《中国心血管健康与疾病报告2021》显示:中国心血管疾病的患病率处于持续上升阶段。推算现患心血管疾病的人数达3.3亿,其中脑卒中1300万人,冠心病1139万人,心力衰竭890万人,肺源性心脏病500万人,心房颤动487万人,风湿性心脏病250万人,先天性心脏病200万人,下肢动脉疾病4530万人,高血压2.45亿人。

女性绝经后心血管疾病发病情况严峻。当今女性不仅承担照顾家庭的重任,同时面临着专业竞争与挑战,而部分女性不恰当的生活方式也增加了心血管疾病的患病率。

回顾20多年的资料显示,世界范围内,男性的冠心病病死率已有明显下降趋势,而女性却稳中有升;在全球范围内,每年死于心血管疾病的女性数量超过男性。而目前有研究发现,女性心血管疾病患者呈现年轻化趋势。

基于女性心血管疾病目前面临的严峻情况,2011年美国心脏病学会及2012年欧洲心脏病学分别制定了针对女性群体的心血管病预防指南。我国也提出了《中国女性心血管疾病预防专家共识》。本章和大家讨论女性心血管疾病的危险因素及预防措施,帮助大家认识和防治心血管疾病。

女性心血管疾病的危险因素

1 吸烟与二手烟

吸烟是心血管疾病重要的独立危险因素。近10年来，男性吸烟率有所减少，而女性吸烟率却增加了近100%。香烟中尼古丁、一氧化碳等多种有害物质，是引起冠状动脉粥样硬化的主要有害因素。美国国家健康和营养流行病学调查资料显示，吸烟可使45%的男性及88%的女性患者发生慢性心力衰竭的风险增加；吸烟女性心肌梗死的发病风险是非吸烟女性的6～9倍，女性吸烟者心血管疾病风险显著高于男性。吸烟还与其他危险因素产生协同作用，放大其他危险因素的致病作用；被动吸烟女性心血管疾病发病风险同样显著升高。

尽管目前我国女性吸烟率远低于西方国家，但2008年的资料显示中国女性的被动吸烟率高达39.5%。2020年一项来自中国10个地区30～79岁成年人被动吸烟行为特征的研究显示：在30～79岁人群，被动吸烟的状况较为严峻。其中在这10个地区中受调查的女性被动吸烟率为63.7%，与吸烟者共同居住率为83.8%，共同居住年限平均为32.4年。

吸烟会增加脑卒中等心血管疾病风险。一项15年随访研究显示，家庭环境有烟草暴露，但自身不吸烟的女性，发生脑卒中的风险是无烟草暴露者的1.24倍。

2 超重与肥胖

超重和肥胖是导致高血压、血脂异常和糖尿病等多个心血管疾病危险因素的重要原因。据统计，30%的女性几乎不做任何运动，绝经妇女缺乏雌激素保护后内脏脂肪都会增加，也将导致心血管疾病的患病风险增加。2002年,中国居民营养和健康状况调查显示:我国城市女性超重和肥胖的患病率为28.5%,农村女性为21.6%。我国一项包括了24万成人数据汇总分析表明,女性腰围≥80厘米者,患高血压的危险将增加3.5倍,患糖尿病的危险将增加2.5倍。

3 绝经

绝经是女性独有的心血管疾病危险因素。绝经前女性冠心病发病率显著低于男性;女性绝经期后冠心病的发病率快速上升,绝经后接近男性水平,至60岁时,男女患病率已无明显差别。

4 焦虑和抑郁

多项研究表明,患抑郁症的女性,尤其是更年期女性发生冠心病的危险显著增加。同时焦虑和抑郁是最常见的影响心血管疾病的精神疾病。患心肌梗死和糖尿病的女性比男性更容易合并抑郁症。女性糖尿病患者抑郁发生率是非糖尿病女性患者的2倍,女性冠心病抑郁患者长期死亡率增加84%,有抑郁情绪的女性更容易出现心绞痛。

女性心血管疾病防治建议

1 戒烟

建议女性不吸烟,并避免二手烟。

2 坚持运动

女性每周至少坚持150分钟的中等强度体力活动,或75分钟的强体力活动,或两者结合的有氧运动;最好每日进行,每次持续10分钟以上。中等强度的有氧运动(可选择步行、慢跑、骑车、游泳、做健美操、跳舞)增加至每周300分钟,强体力活动增加至每周

150分钟,或两者结合,更有益于心血管健康。当然,已经有基础疾病,如高血压、冠心病等的女性以及以前很少运动的女性达不到以上提到的运动强度不可心急,毕竟每个人的身体情况不同,锻炼应该因人而异、循序渐进。

③ 保持适中体重

建议女性通过适量运动、限制饮食摄入、行为训练维持或减轻体重,保持体重指数<24千克/平方米、腰围<80厘米比较理想。需要减重的女性,建议在医生指导下每日进行60~90分钟中等强度的体力活动。

④ 均衡饮食

建议女性增加多种水果、蔬菜摄入。选择全谷物或高纤维食物,每周至少吃2次鱼,限制饱和脂肪酸、反式不饱和脂肪酸、胆固醇、酒精、盐(≤5克/天)及糖(包括含糖饮料)的摄入。

七、我们都有老去的一天，预防"老年痴呆"能做些什么呢

相信大家一定不陌生"老年痴呆"这个词，它的医学名称是阿尔茨海默病，是老年期常见的慢性疾病之一。那么，阿尔茨海默病究竟是一种什么样的疾病，对更年期女性和老年女性的危害如何？是否有一定的应对办法呢？本节将与大家谈谈阿尔茨海默病与更年期的关系。

阿尔茨海默病究竟是什么样的病

简单地说，由于神经系统发生了不可逆的慢性退化，最后引起大脑功能衰弱。一开始是记忆力和智力下降，之后开始出现认知和判断力的丧失，直至最终失去基本生活能力。再叱咤风云的人物在晚年不能自理中度过也是一件可怕的事。

我国现在的发病率高吗

2016年，中国患病人数约1 000万。平均每年新增加患者30万。年龄越大，越容易发病。75～79岁发病率约8%；80岁以上上升至12%；85岁以上发病率接近20%。中国北方地区的发病率比南方高，中国农村的发病率比城市高，教育程度低欠发达的地区发病率比发达地区高。

这个病和女性有什么关系

该病女性发病率高于男性。本来女性在绝经前发病率远低于同龄男性，而绝经后女性的发病率就升高至男性的 2 倍。通过外科手术切除子宫或因卵巢早衰提前进入绝经期的女性，患阿尔茨海默病的概率更高。

大量研究发现：随着年龄的增长，老年女性体内雌激素水平下降，发生阿尔茨海默病的风险会明显上升。

中国女性的预期寿命随着医疗技术的发展持续增高。2015 年，国务院发布的《中国性别平等与妇女发展》白皮书提到：中国妇女平均预期寿命在 2010 年达到 77.4 岁，比 2000 年提高 4.1 岁。个别发达城市如上海女性的平均预期寿命甚至已达到 82 岁。女性寿命的延长也使阿尔茨海默病的发病率升高。

遗憾的是，现在并没有证据表明：使用雌激素可以治疗或延缓绝经后妇女的阿尔茨海默病。

女性怎样早期发现患病征象

阿尔茨海默病的病程一般可以分为三个阶段。

第一阶段：健忘期。我们所说的早期征象一般就是指健忘期。这一阶段最早的表现是记忆力减退。有时候刚刚讲过的话、做过的事转头就忘记了。慢慢地进展至以前的往事也记不得了。这一时期的思维、判断、计算能力等也有一定程度下降，但过去熟练的基本工作和技能还是能保持。

第二阶段：混乱期。这一阶段开始出现辨认能力的障碍。这一阶段的患者会开始迷路，穿衣服也变得困难，不再认识熟人，喜欢自言自语。

第三阶段：极度痴呆期。这是最后的全面衰退状态，人变得生活不能自理，大小便失禁。

我们能做些什么

1 均衡饮食

均衡摄取蛋白质、食物纤维、维生素和矿物质，低盐、低动物性脂肪、低糖饮食，降低血脂，减少动脉硬化。

例如，果汁中的酚具有抗氧化作用，能够保护神经细胞。含酚最多的是苹果、香蕉和橙子。乙酰胆碱能增强记忆力，可常吃富含胆碱的食物，如豆制品、蛋类、花生、核桃、鱼、瘦肉等。维生素 B 能有效地降低阿尔茨海默病的发病率，富含维生素 B 的食物有贝类、海带、白菜、萝卜等。

2 勤动手

可以经常参加写字、绘画、手工编织、转动健身球、弹奏乐器、剪纸等活动，锻炼手、眼、脑的配合协调。能直接刺激脑细胞，延缓脑细胞衰老，防止脑退化。

3 多参加社交活动

广交朋友，多与人交往，积极参加老年大学、社区活动等。在关心他人的同时锻炼了自己语言表达能力。信息多，活动多，人自然也更开心。同时，活动锻炼和劳动使血液循环加快，大脑供血量增加，脑细胞得到充足的营养素和氧，增强大脑细胞活力，健脑防痴呆。

4 勤动脑

活到老，学到老。勤动脑，大脑接受信息刺激多，有助于帮助保持生命力。时常练书法、作画、看书、学习、写文章，让头脑得以运转，保持灵活性。

5 放松心态，劳逸结合

老年人记忆力稍有减退是比较正常的，并不是一出现记忆力不好就是"老年痴呆"，大可不必太过紧张。保持轻松愉快的日常状态才是有利的。劳逸结合，避免过度操劳和精神紧张。充分休息，但应避免睡得过久，导致血流过缓，增加血管梗死的危险。

6 远离重金属

远离重金属，比如铝和铅。减少铝质炊具的使用，铝与酸、碱、盐都可发生化学反应，常用铝质炊具加工或盛放含酸、碱、盐的食物，食物易被游离出来的铝元素污染。过量的铝会损害中枢神经系统。油条如果用明矾加工也是不吃为妙。铅也具有神经毒作用，在成人主要表现为周围神经系统症状。铅广泛存在于自然界中，除专业从事蓄电池制造、印刷行业的工人，日常生活中的人们仍然有许多接触到铅的机会，如汽车尾气造成的空气污染，装修用的油漆、涂料，生活用品中的搪瓷、水晶器皿、不合格化妆品、电池、蜡烛等，以及食物中的松花蛋、罐装食品，未洗净的水果，等等。

7 其他

控制原发病，控制动脉硬化、糖尿病、高血压和肥胖等病。早发现、早治疗，避免过度喝酒、抽烟。

PART 04

绝经激素治疗

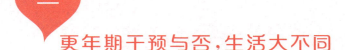

更年期干预与否,生活大不同

医学上"围绝经期"是指:女性在 40 岁以后卵巢功能开始下降,开始逐步由生殖期转化到无生殖能力的时期,更年期大致相当于"围绝经期"。

—— 哪些症状出现预示着自己进入了"围绝经期"呢 ——

这时候雌激素、孕激素分泌开始出现大的波动直至分泌减少,身体、心理都可能出现一系列相关的"不适感"。比如月经紊乱、潮红潮热、全身酸痛、阴道干涩、性欲下降、皮肤衰老、乳房萎缩、肥胖。人也会变得忧虑、抑郁、易激动、失眠等。心脑血管疾病开始高发,如高血压、糖尿病、血脂异常接踵而来。骨质疏松、关节痛也非常常见。

—— 正确认识"更年期"很重要 ——

(1)出现月经不规律、停经或更年期症状不要惊慌,也不要盲目悲伤。女性卵巢一般在 40 岁以后就会开始衰退,建议 40 岁以后就应该了解一些相关的知识,做好相应的思想准备,做到"思想上放松"。

(2)调整生活方式:

1)控制体重:绝经后体重增加,向心性肥胖(苹果型体型)是心血管发生疾病的危险因素之一。绝经期妇女体重指数最好保持在 18.5～23.9 千克/平方米。

2）均衡饮食：每餐不宜过饱，建议种类多样，饮食少脂少油低糖为好。限制高胆固醇食物：推荐每天胆固醇＜300 毫克（友情提示：200 毫克大约相当于 1 个鸡蛋中的胆固醇含量。一般鸡蛋实际吸收率只有 30%～40%）。提倡蒸、煮等健康的烹调方法，尽量避免煎、炸。推荐：葵花籽油、芝麻油、玉米油、橄榄油等富含不饱和脂肪酸的食用油。清淡饮食：盐摄入量每天≤5 克。减少摄入刺激性食物，限烟酒，少饮浓茶、咖啡。

3）合适的运动方式：个性化、循序渐进、持之以恒。推荐如慢跑、散步、瑜伽、羽毛球、广场舞、游泳、太极拳等运动项目。应避免长跑、跳绳、爬楼梯等剧烈运动。

4）补充钙质和维生素 D：中国营养协会推荐成人钙的摄入量应该达到 800 毫克/天为宜，50 岁后更应该达到 1 000 毫克/天。因此可以采取富钙食物与钙剂和维生素 D 混合补充。富钙食物主要以奶制品、芝麻、豆制品等为主。每日奶制品的摄入量可以采取混搭方式易于接受，例如：

鲜牛奶 150～200 克＋酸奶 150 克

全脂奶粉 25～30 克＋酸奶 150 克

鲜牛奶 150～200 克＋奶酪 20～30 克

一般目前市面上的钙剂吸收率都基本在 30%～40%。相比下来，碳酸钙吸收稳定又价格实惠，选择碳酸钙与维生素 D 联合配伍的钙补充剂对多数健康人群是比较合适的。

拒绝"有色眼镜"，客观看待激素治疗

此激素非彼激素

女性更年期激素治疗推荐使用天然雌激素和天然或近天然孕

激素，而不是大家日常生活中听得最多的"甲强龙、强的松"等糖皮质激素。

② 治疗使用剂量很小

绝经激素治疗使用的激素量只有正常女性卵巢激素分泌量的1/10。相对来说是比较安全的。

③ "窗口期"很重要

目前共识认为：绝经激素治疗首次开始用药的时间一般应该在绝经10年之内或60岁以前。尽早启动用药缓解更年期症状效果好，并能有效预防骨质疏松、心血管疾病等慢性疾病，起到"治未病"的效果。

④ 绝经激素治疗是长期规律用药的过程

只要定期复查没有服药禁忌证，可以在医生指导下继续使用下去，不限定什么时候停药。如果自行停药或更改服用剂量和频率，不但起不到保护作用，可能还会引起不规律阴道流血等症状。

人生苦短，拒绝苦熬！

二 更年期不能只关注月经，全局性管理很重要

40岁后卵巢功能开始走下坡路，以前觉得"姨妈"来了很烦，现在就怕她不来了。

很多人说到更年期，首先想到最多的是：月经不规律或不来了；潮热出汗。还有很多人担忧最多的是：皱纹会多了，脸上斑会多了，会变胖了。

其实，更年期管理只关注月经和外部形象变化是远远不够的。更年期需要全局性管理。

—— 何为"全局" ——

随着年龄的增长，月经规律来潮变成了女性保持青春的证明（至少在心理上是这么回事）。门诊上很多患者初诊都是以月经周期变化为主诉的。其实，更年期的临近或到来，对我们的身体来说，要面对的变化可不仅仅只有月经和外形上的改变。有一些变化早已在萌芽了。

血脂、血压、血糖静悄悄地高了

绝经前，女性在雌激素等保护下，动脉粥样硬化性心血管疾病的发病率低于男性。但绝经后出现血脂异常、高血压及血糖异常，冠心病的发病率和死亡率就明显上升。

2　老胳膊、老腿

绝经后妇女骨量丢失加速,尤以绝经后5年内丢失最快。国际及国内的指南均推荐中老年每天摄入1000毫克钙,以满足身体所需。但我国人群钙摄入量平均仅为每日400~450毫克,远远没有达到营养学会推荐成人每日钙摄入量。摄入量不够,再加上流失这么快,是不是有种"大厦将倾"的感觉。

3　元气少女变"神"气大婶

40~50岁女性开始出现月经变化(如不规律、淋漓不尽、停经等)会使一些人在心理上感到"猝不及防",似乎还没做好准备怎么就要老去了。"上有老、下有小"是很多人的真实写照,生活和工作压力都达到顶峰。如果这时候又出现了潮热、多汗、失眠等不适,有的人还会有明显心慌、胸闷和头晕、头痛等症状。身体上的痛苦往往会成为压倒她们的最后一根稻草,容易产生不同程度的抑郁或烦躁症状。

4　"爱的小花"枯萎了

更年期及绝经后雌激素水平降低,阴道壁萎缩,黏膜变薄,阴道内生理性分泌物减少,阴道弹性降低,血管变脆,外阴、阴道萎缩,阴道干涩,导致更年期及绝经后女性更容易发生性功能障碍。没有性欲,同房时疼痛,反复发作尿道感染并不少见。

一个最明显、最直观的变化:绝经前阴道黏膜上皮如牢固的城墙般保护着我们的健康,可是绝经后没有雌激素支持,阴道黏膜上皮厚度、血供都下降,"城墙"变得像"小土坡"一样。不单物理屏障作用下降了,还容易出现感染、瘙痒、干涩等不适。

5　肿瘤发病小高峰

妇产科相关的几种肿瘤发病在更年期前后都有一个发病的小

高峰出现。

（1）卵巢癌：作为女性生殖系统常见的恶性肿瘤之一，随着年龄上升，发病率逐步增长。据报道：2003—2007年全国登记的卵巢癌中，35岁之前发病率较低；35岁之后，年龄越大，发病率上升越明显，65～69岁组发病率达到顶峰（19.83/10万）。

（2）子宫内膜癌：绝经和高龄是子宫内膜癌的发病高危因素之一。2015年曾有一项研究指出，美国年龄<50岁的女性人群发生子宫内膜癌的风险约为1.02%，50岁以上患病率则高达13.74%。绝经前后似乎出现了发病率变化的分水岭。

（3）乳腺癌：乳腺癌在年轻女性中并不多见。但45岁左右，发病率随着年龄的增长开始迅速增高。有报道称，全球约70%的乳腺癌发生在45岁以上，而我国45岁以上女性乳腺癌占所有病例的69.75%。

写在最后的话

看到这里的姐妹们是不是觉得有点悲伤。感觉不仅就要被青春美貌抛弃，还要陷入病痛中。但其实就像仓央嘉措在《见与不见》中说的一样：

"你见，或者不见我

我就在那里——"

揭开真相，并非要在精神上打击大家。而是希望把现实告诉大家，好让女性朋友们能早日做好规划，应对人生后几十年的风雨。毕竟我们都有"优雅老去"的愿望。这里总结了数条建议供40岁后的女性参考。

（1）每年定期全身体检一次。特别注意涵盖心血管的指标（血脂、血糖、血压等）、骨密度测定、乳腺钼靶和超声、妇科体检等多器官。如果有特殊急慢性疾病史，还应该遵医嘱加强监测。

（2）35～40岁后应该养成观察月经周期、做好记录的好习惯。月经变化常常是更年期最早出现的变化。

（3）35岁以后应该有意识地接触"更年期"相关的科普知识。了解了相关知识，才能尽早开始做好心理准备。毕竟老去是无法逆转的，"空悲切"只能"徒生恨"，不如乐观面对。

（4）转变生活方式。加强运动、适当控制体重、充足睡眠、定期放假，学会爱自己。

（5）钙和维生素D的补充不可少。

三 女人都要过的"坎",有多少人还在顺其自然

— 诊室故事 —

病例1　张女士,今年61岁,自49岁绝经后就有潮热、多汗症状。她一直认为,更年期症状是自然现象,过几年应该就会好了,于是这么熬了12年。不料症状非但没有减轻,反而越来越严重:经常出现阵发性潮热、出汗,发作时脸上像针扎一样,每天发作十多次。一系列检查发现,张女士患有绝经综合征。但她绝经12年,又超过60岁,已经过了绝经激素治疗的"窗口期",因此不推荐进行绝经激素治疗。幸运的是,经植物药治疗一段时间后,张女士的潮热、多汗症状得到了缓解。

病例2　于女士,今年56岁,已经4年没有来月经了。绝经后的日子过得还算平静,只是有时感到腰酸背痛,休息后会好一点。有一天,于女士乘坐公交车,在一阵颠簸后,感到腰部剧烈疼痛。紧急就医后发现,主要原因是得了骨质疏松症引起腰椎的压缩性骨折。女性在40岁以后就开始出现骨量丢失,特别是在绝经后,丢失速度很快,由此引发的骨质疏松症是女性出现驼背、身高变矮、骨关节疼痛、脆性骨折的罪魁祸首。

病例3　李女士,今年53岁,脸色白净红润,身材保持得也不错。3年前,李女士月经开始变得不规律,有时2~3个月才会来一次,时而会感到潮热。去医院就诊检查后发现,她处于快要绝经的阶段,但她希望自己晚几年绝经。当时,李女士健康状况良好,没有高血压、糖尿病、血栓等慢性疾病,骨密度在正常范围内,因此在

医生指导下开始进行绝经激素治疗,并定期复查。3年过去了,李女士表示,只要情况许可,她会一直治疗下去。

为什么有人会选择顺其自然

绝大多数中国女性的态度似乎都偏向于"顺其自然"。这与我们中国几千年的传统文化有关。中国古代对绝经的认识很早,《黄帝内经》就把绝经看作自然之道:"女子二七而天癸至……月事以时下,故有子……七七,任脉虚,太冲脉衰少,天癸竭……故形坏而无子也。"也就是说,古代女子14岁左右开始来月经,至49岁左右绝经。由此可见,数千年来女性的初潮和绝经年龄似乎并没有发生太大变化。

但是,1949年前,我国女性的平均寿命不到42岁,是低于绝经年龄的,很多人还没有机会活到更年期就已经死亡了。所以,绝经这个问题在人类进化的过程中往往是被忽略的。随着生活水平的提高和医疗技术的发展,中国女性的期望寿命在1982年已达70岁左右,现在很多地区女性期望寿命已超过80岁。这意味着,许多女性人生的最后30年甚至40年都将在绝经后度过,更年期才开始被人们认识和注意。

研究发现,雌激素对女性各个器官都有相当重要的保护作用。绝经现象的背后,是女性因雌激素缺乏而出现的心脑血管疾病、情绪变化、泌尿生殖道萎缩和炎症、骨质疏松症、阿尔茨海默病等。再将绝经综合征简单地看成"人生的自然过程"而"顺其自然",就不够重视了。

更年期是每位女性都绕不过去的"坎"。是积极应对,还是消极苦熬，这个选择是影响女性生活质量的关键之一。以绝经激素治疗为重要手段的管理和干预，宜早不宜迟。正所谓：

"更年莫着急，

生活要科学；

激素来护航，

定期做监测；

骨脑心不慌。"

四 哪些女性"有资格"进行绝经激素治疗

更年期是每个女性一生必经的特殊时间段,绝大多数人都希望自己能够平稳淡定地度过。但是有很多人却没有这样的机会。更年期女性面临着众多的问题和不适:情绪问题、潮热多汗、体重失控、美人迟暮、腰酸背痛,还有无数个不眠之夜。

这一切实际是卵巢功能衰竭造成的。随着人均期望寿命的延长,很多女性会在更年期及绝经后期度过近 30 年甚至更长时间。缓解绝经期症状,提高生活质量是更年期女性最大的心愿。

所以,什么人适合绝经激素治疗?哪些人不适宜?这是个问题!

绝经激素治疗有啥好处

简单地说,绝经激素治疗的好处就是在卵巢功能开始出现衰竭时,排除禁忌证,在专业医生的指导下通过人工补充雌、孕激素等药物(具体补充药物种类和用法因人而异)来达到缓解更年期不适症状,并在一定程度上预防老年慢性疾病(比如预防骨质疏松)的目的。

哪些情况是应该考虑绝经激素治疗的适应证

以下这些情况属于绝经激素治疗的适应证。

（1）绝经相关症状：月经紊乱，潮热、出汗，睡眠障碍（入睡困难、多梦易醒、夜间觉醒、缺乏深睡眠），疲乏无力，情绪障碍（如易激动、烦躁），躯体症状（如胸闷、气短、心悸、肌肉关节痛、咽部异物感、皮肤异常感觉等），但需排除器质性疾病后再考虑与绝经相关，必要时可请相关专科医生会诊。

（2）泌尿生殖道萎缩症状：生殖道干燥、烧灼、刺激以及阴道缺乏润滑导致的性问题和疼痛；尿急、尿频、尿痛和反复泌尿系统感染。

（3）存在骨质疏松症高危因素，低骨量，绝经后骨质疏松症及有骨折风险。

（4）过早的低雌激素状态：如早发性卵巢功能不全、下丘脑垂体性闭经、手术绝经等。

哪些情况不能进行绝经激素治疗

也就是哪些情况属于绝经激素治疗的禁忌证。

（1）已知或可疑妊娠：更年期女性，月经紊乱时应注意排除妊娠相关问题，如宫内妊娠、异位妊娠、滋养细胞疾病等。

（2）原因不明的阴道流血：阴道流血病因包括肿瘤性、炎症、医源性、创伤性和卵巢功能失调等，在予以性激素治疗更年期月经失调前应仔细鉴别。

（3）已知或可疑患有乳腺癌。

（4）已知或可疑患性激素依赖性恶性肿瘤。

（5）最近 6 个月内患有活动性静脉或动脉血栓栓塞性疾病。

（6）严重肝、肾功能不全。对于肝、肾功能异常的患者，应用绝经激素治疗时推荐经皮途径；若重复测定肝、肾功能高于正常值的 2～3 倍，建议先行内科诊疗。

一句话总结：如果有可能怀孕或有还未诊断明确的妇科疾病（不论是内分泌或肿瘤）或者有肿瘤病史或可疑肿瘤尚未排除的，抑或有特殊的其他疾病病史（无论是内科的、外科的、神经科等），只要是曾经患过和现在患有的病都要告诉妇科医生，以免遗漏禁忌证的检出。

哪些情况不是禁忌证但需要更严密的随访监测

根据《中国绝经管理与绝经激素治疗指南（2023 版）》，患有以下疾病属于绝经激素治疗的慎用情况（指南将第 10 条列为慎用情况，但须禁用孕激素），需要专业医生（包括疾病所属专科医生和妇产科医生）评估是否可以进行绝经激素治疗，并需要更加严密地监测疾病的变化。

（1）子宫肌瘤。

（2）子宫内膜异位症及子宫腺肌病。

（3）子宫内膜增生病史。

（4）有血栓形成倾向。

（5）胆石症。

（6）免疫系统疾病：系统性红斑狼疮、类风湿关节炎等。

（7）乳腺良性疾病及乳腺癌家族史。

（8）癫痫、偏头痛、哮喘。

（9）血卟啉症、耳硬化症。

（10）现患脑膜瘤（禁用孕激素）。

有以上疾病不要过于担心，慎用并不是禁用。比如子宫肌瘤：肌瘤大小和是否变性以及用药方案不同，安全性会有不同。再比如乳腺最常见的小叶增生，在乳腺科医生的评估随访下使用绝经激素治疗基本上是安全的。

还有几点是大家一定要注意

（1）绝经激素治疗不会让"股骨头坏死"。

（2）推荐在"窗口期"开始启动绝经激素治疗：年龄＞60岁或绝经＞10年的不常规推荐使用绝经激素治疗。

（3）晚启动不如早启动：绝经激素治疗应该尽量选择在"窗口期"时间内尽早开始。也就是说，在骨骼和心血管状态较好时开始绝经激素治疗的效果更好。

（4）勿自行停药：只要定期复查没有服药禁忌证出现，可以在医生指导下继续使用下去。一旦开始治疗，应该遵医嘱规律用药。自行停药或更改服用剂量和频率不但起不到保护作用，可能还会引起不规律阴道流血等症状。

写在最后的话

如果你正好是处于更年期或绝经10年之内，如果你未满60岁；如果你有以上属于绝经激素治疗的适应证，邀请你来门诊坐坐，禁忌证、慎用情况，这些统统交给专业医生处理。即使你有特殊情况不能进行绝经激素治疗，我们也有非激素治疗方式。还是那句话：总有一款适合你。

五 月经量少,可以补激素吗

"医生,我月经量少,是不是要绝经了,我要用激素吗?"

3 个不同的患者不约而同都问到了这个问题。这 3 个患者属于不同的年龄段,她们的遭遇蛮有代表性的。

诊室故事

病例 1　周小姐,26 岁。原来月经量正常,几年前意外怀孕后流产了 2 次。最后一次流产是在 2016 年,当时流产清宫后血滴滴答答过了 1 个月才慢慢干净。后来就发现月经量变少了,开始并没有在意,后来有时只用护垫,血只是黑黑地粘在上面,2~3 天也就没有了。

病例 2　李女士,32 岁。外企白领。工作做得有声有色,是那种走路带风的知性女子。28 岁那年结婚生子后生活发生了翻天覆地的改变,公司里竞争激烈,自己产后休息的 4 个月仿佛像过了 4 年一样,在一些新的领域明显落后,必须赶紧充电直追,才能勉强跟上,时常要加班开夜车。晚上回家还要照顾孩子,睡眠总是不太够。日子虽然充实,但还是蛮辛苦的。这样过了几年,李女士发现自己月经量变少了,以前 5~7 天干净,现在只要 3 天就没有了。半年前突然有 2 个月月经都没来,不过第 3 个月月经又来了,于是没有太在意。可是最近 4 个月月经又不来了,还伴有疲倦感,有时会有脸部发热的感觉,像针刺感热辣辣的,要持续好一会才消失。

> 病例 3　陈女士，45 岁。在事业单位上班，她再过几年退休了，平常也觉得并没有什么不舒服，只是 42 岁后，月经量明显少了，但是每个月月经还是在固定时间来的。自己身边有好几个小姐妹在更年期用了激素治疗，反馈都还不错，所以来问问医生："我月经量少，是不是要绝经了，要用激素吗？"

逐个分析一下 3 位患者的特点

这 3 位患者分别处于 20 几、30 几、40 几岁 3 个不同的年龄段。她们的症状同样是月经量减少，但是经过检查发现病因都不相同。医生治疗的手段也是完全不同，甚至大相径庭。月经量少并不都是卵巢的问题。激素也不是万能的，是否需要使用激素还是要和医生充分讨论，对症施治。

（1）病例 1 的周小姐只有 26 岁，原来月经是正常的。所以她的月经量变化的原因可能与两次流产有关。妇科超声检查结果显示周小姐的子宫内膜很薄，而且子宫腔内部有一段发生了粘连。

宫腔粘连顾名思义就是有的地方粘起来了，不通了。正常宫腔就像一个隧道，一头连着宫颈阴道，另一头分成 2 个方向的岔路，分别通向左右两边的输卵管。周小姐由于短时间内连续流产 2 次，子宫内膜受损导致粘连。而子宫内膜受损和粘连都会引起月经量减少和经血流出不畅。

这种情况引起的月经量少，与卵巢功能低下不是一回事。医生的处理也不同。如果有生育要求，宫腔粘连不容易怀上，一般建议通过宫腔镜手术来将子宫腔的粘连带剪开，再用一些方法防止宫腔再次粘连，可能会用性激素让宫腔内膜的伤口生长愈合。所以周小姐这种情况并不是单纯使用激素就能解决问题的。

（2）病例2的李女士到底出了什么问题呢？李女士的情况在临床上也蛮常见的。结合她的病史，医生给她做了女性激素水平的测定，根据检查结果判断，她的卵巢功能提早出现了下降，就是我们常说的卵巢早衰。

1）什么是卵巢早衰？通俗地说，是女性在40岁前出现卵巢功能衰退，表现出如月经紊乱（停经4个月甚至更长时间才来一次），并且出现了如疲倦、潮热多汗、影响睡眠、心悸、心慌等更年期症状。

2）病因是哪些？卵巢早衰的病因很复杂，到现在也没有完全研究透彻，仍有很多的病例说不清病因。现在知道的病因可能有以下几个方面：遗传与突变和先天性的一些酶的缺失；肿瘤、放疗、化疗及手术对卵巢的损伤；感染与环境因素（流行性腮腺炎、风疹等慢性疾病，严重的脓毒血症、结核病及淋菌性盆腔炎）、污染、吸烟等。

由于体内卵巢功能提早衰退，过早地缺少性激素的保护，骨质慢慢疏松，心脑血管变得容易老化，皮肤不再细滑，慢慢地老年病开始出现。为了保护自己的健康，李女士应该到医院围绝经专科咨询开展激素补充治疗，当然开展治疗之前必须要做一些化验检查等了解身体是否适合使用激素治疗。

（3）对于病例3的陈女士，你一定会想："她45岁了，是不是接近更年期了，是不是也应该用点激素治疗了？"这同样也是陈女士自己的疑问，但是医生根据陈女士的病史判断，她暂时可以不用考虑激素治疗。

陈女士虽然45岁，但是月经每月还是准时来潮，而且她并没有任何不适的感觉。也就是说陈女士体内的卵巢虽然功能有所下降(这是月经量变少的主要原因),但并没有到不能完成卵巢职责的程度。"每月月经能准时来"而且"没有更年期症状"就是明证。在这种情况下,完全可以暂时以观察月经为主,而不用急着补充激素。等到开始出现月经紊乱(停经或月经不再每月准时来潮)或出现疲倦、潮热、多汗、影响睡眠、心悸、心慌、烦躁等更年期症状的时候,就可以到医院进行激素使用前的评估了。

写在最后的话

3位女性都是月经量少,可是病因和治疗却不尽相同。

(1) 26岁的患者卵巢没事,出问题的是子宫里的内膜粘连,所以动用手术而不是激素来解决问题。

(2) 32岁的患者确诊为卵巢早衰,为了保护骨骼和心脑血管等重要器官不要提早老化,如果不存在不能使用激素的疾病,建议在医生的指导下规律激素治疗,至少持续到平均绝经年龄为好。当然在用药的过程中,医生会安排患者定期体检,只要一直不出现激素禁忌的疾病就可一直用下去。

(3) 45岁的患者处于卵巢功能下降的生理期(也就是接近更年期了),但是月经还可以正常来,说明卵巢还在行使自己的职责。我们有句话叫"缺什么补什么",既然现在暂时不缺,自然就可以等等再说了。

六 绝经激素治疗，激素是吃还是不吃

你有过这样的经历吗？——觉得要做选择时有些困难。比如在买东西时，觉得自己有选择障碍综合征。这和我们更年专科门诊室里一些患者很相似，她们在决定是否要用绝经激素治疗时很纠结。

其实也不是所有人都纠结。例如，有些朋友不能使用激素治疗，医生会直接告诉她："你的身体情况不能使用绝经激素治疗。"

有些人可能不得不使用激素治疗。她们更年期症状比较严重，已经极大地影响了生活。尤其是一部分女性因为手术切除卵巢，或放射治疗、化学治疗导致卵巢功能提前衰竭，这些患者多半比较年轻，也比较希望自己生活能尽量恢复如常。如果经过评估，排除禁忌证，她们也是很愿意用激素治疗的。因此，这些患者也没啥纠结的。

产生困扰的情况有哪些

（1）患者存在的情况属于绝经激素治疗的慎用情况疾病时，需要妇科内分泌医生和相关疾病的专业医生评估，是否可以进行绝经激素治疗并需要更加严密地监测疾病的变化。在基础疾病治愈或平稳期才可以考虑使用。而且在治疗期间需要比一般患者进行更加密切的随访，以便能及时发现基础疾病的波动情况。并可

能存在停药的风险。

（2）第二类患者是和专科医生交流后最容易产生犹豫心理的，例如：更年期反应不明显，或单纯希望借助激素补充恢复美丽青春的。

对于更年期反应不明显的患者，其实大可不必纠结。这类患者其实是属于比较幸运的一类人。因为与众多失眠、烦躁、潮热者相比，这类患者生活还是基本正常的。更年期给身体带来的负面感受还是可控的。因此，对于这部分人，绝经激素的使用似乎是可有可无的。也正是由于这一点，所以选择好像比较困难：似乎在患者的内心会觉得受益并没有那么多，但是却需要承担额外风险。

门诊上曾经有一位患者，就是如此。

A女士：50岁，绝经一年，更年期症状不明显。由于圈内小姐妹在进行"绝经激素治疗"，听了对方的宣传，想来"吃激素"。她把绝经激素治疗看成了赶"时尚"：周围的人都在用，也是一种时髦。她来做了评估，没啥禁忌证，可以用。但是当医生在向她宣教相关的风险并要求A女士定期来复查的时候，她犹豫了，不愿负担这种有风险的事。而且复查费时间、费精力。于是思来想去，最后居然成了心病，甚至影响了睡眠。

其实对这部分朋友，大可不必如此纠结。

是否给患者使用激素治疗，实际上应该考虑这些

（1）根据患者的身体状况，考虑是否需要使用激素（比如年轻的卵巢早衰是有指征的）。

（2）必须排除禁忌证。

（3）对没有禁忌证的患者，我们会让患者事先充分了解激素治疗的利与弊、流程、经济负担、复查规划等，再由患者选择。

（4）永远记住：绝经激素治疗是一种药物治疗手段，而不是美容手段。

（5）绝经激素治疗开展的前提，有一点必须遵循：患者有意愿进行治疗。如果在充分了解了相关知识后，仍然觉得没法接受（或者即使在和医生充分沟通后对风险仍然不能接受），那完全可以不进行激素治疗。医生会充分尊重患者的选择。

写在最后的话

（1）绝经激素治疗是一种药物治疗手段，不是美容手段。

（2）开展治疗，最重要的就是配合医生做好事前的筛查，排除禁忌证；做好治疗中的复查，及时发现特殊情况。一般用药的第一年复查会比较频繁，因为在第一年容易暴露出一些情况，会涉及停药或减量。但是一年以后，方案就会平稳多了。充分了解治疗方案和风险，接受相关的检查很重要。

（3）定期复查是我们放心继续进行治疗的底气。如果没有复查的条件，是无法进行治疗的。

（4）绝经激素治疗本意是件锦上添花的事，如果因为这个使生活变得"不开心、不定心"，那就不太好了。心理建设要做好，如果内心还很犹豫，建议暂时不要开始治疗。

七 绝经激素治疗的前世今生

绝经激素治疗的历史可以追溯到1942年。当时出现了第一个用于绝经激素治疗的药物——结合雌激素。在其后的几十年之间,绝经激素治疗经历了"被誉为神药"和"跌落神坛"的几起几落。也正是这些起起落落、千锤百炼见证了它的数次蜕变,形成了绝经激素治疗方案。

第一次蜕变:与子宫内膜癌的纠葛

结合雌激素的出现被药学界称为"传奇"。

欧美女性饱受潮热、多汗等更年期症状的困扰(可能与欧美女性以前没有摄入豆类的饮食习惯有关,她们潮热的症状会比较严重)。当时的制药技术有限,通过口服补充雌二醇,药物绝大部分会在胃肠道被微生物分解而影响吸收,当时又没有通过肠外途径补充雌二醇的技术。直到1929年,人们意外地在马尿中发现了雌酮,才有了后来1942年结合雌激素的问世。"神药"一经面世,很多50岁以上的美国妇女服用结合雌激素。在那时,结合雌激素无疑是追求美好生活和保持青春常驻的"神器"。

随着结合雌激素广泛使用,患子宫内膜癌的病例不断增多。1975年,首次报道一例女性患者因补充结合雌激素而导致罹患子宫内膜癌,此后越来越多的临床病例显示激素补充会增加患子宫内膜癌的风险。一时间雌激素补充治疗跌落神坛,人人弃之如敝履。

释疑:绝经激素治疗会引起子宫内膜癌吗

研究发现,正常的生理过程中卵巢会分泌雌激素和孕激素。排卵前雌激素促进卵泡发育,排卵后孕激素促进子宫内膜转化保护内膜。子宫内膜癌的发生正是由于只补充了雌激素,而没有补充孕激素。于是1971年国际健康基金会在日内瓦召开首次雌激素替代治疗大会明确指出:对于有子宫的女性补充雌激素时应周期性加用孕激素(如果子宫已经切除了就不用补充孕激素)保护子宫内膜。经过几十年的临床观察证实了合理地联合应用雌、孕激素不再增加子宫内膜癌的风险这一理论。

第二个蜕变:用药时间窗

20世纪70年代,医生们就发现,切除卵巢会使冠心病的发病风险增加2倍。如果给切除卵巢的患者进行激素治疗又可以使冠心病风险降低40%～50%。于是又进行了针对大型人群的科学研究,分析激素治疗与心血管疾病的关系。

出人意料的是,2002年发表的大规模人群研究得出的结论却显示:雌、孕激素治疗会使心血管疾病的风险上升!

释疑:绝经激素治疗会增加心血管疾病风险吗

为什么会出现医生们的观察与大型研究结果相反的矛盾?经过进一步分析才发现:原来大型人群研究中的参研人群有相当部分是在60岁以上甚至更大的年龄才开始进行雌、孕激素治疗。这部分人由于绝经时间较长,心血管系统已经出现了病变,再补充雌激素也不能逆转这种病理改变，反而可能会导致动脉粥样硬化斑块破裂、脱落，引发栓塞。

而如果在绝经早期就开始使用激素治疗的患者，此时心血管病变还未出现，应用绝经激素治疗，能维持心血管的健康状态，安全性就要高得多。

目前研究认为，对于年龄＜60岁或绝经10年内且无心血管系统疾病的绝经女性，开始启动绝经激素治疗不会增加冠心病和卒中的风险，且能够降低冠心病死亡率和全因死亡率。

第三个蜕变：与乳腺癌的纠葛

2002年发表的大规模临床研究结论提示，绝经激素治疗会增加乳腺癌的发病率。至此，绝经激素治疗又经历了一次很大的冲击，使用率大幅下降。毕竟爱美之心难敌癌症恐慌。

释疑：绝经激素治疗会增加乳腺癌风险吗

幸亏后来进行了进一步分析，发现单用雌激素的人并没有出现乳腺癌发病风险升高的情况。问题是出在了孕激素身上，可能有问题的是"人工合成的孕激素"，而天然孕激素或接近天然的孕激素不增加乳腺癌风险。

同时研究也发现，当绝经激素治疗年限＜5年时，不会额外增加乳腺癌的发病风险；＞5年后，增加的风险极小，远小于那些熬夜、肥胖、缺乏锻炼带来的影响。

经历了这么多波折，现在的绝经激素治疗已十分规范和严谨。

应该如何看待绝经激素治疗

（1）绝经激素治疗是一种治疗措施。而不能简单将其理解为保健措施。必须由专业医生评估后方能实施。

（2）对于年龄＜60岁或绝经10年内、无禁忌证的女性，绝经激素治疗用于缓解血管舒缩症状（潮热、多汗等）、减缓骨质丢失和预防骨折的获益/风险比最高。

（3）有子宫的女性在补充雌激素时，应加用足量、足疗程孕激素以保护子宫内膜。

（4）雌激素缺乏后尽早开始绝经激素治疗可使女性获得雌激素对心血管和认知能力的保护作用。

（5）绝经激素治疗方案是个体化的，需要在排除禁忌证的情况下结合生活方式调整和防控心脑血管慢性疾病实施。

（6）不推荐乳腺癌术后的患者进行绝经激素治疗。

八 更年期服用激素会变胖吗

这是在更年期门诊上常常被患者问到的一个问题。爱美之心人皆有之。女神总是时刻担忧自己的体重。所以本节内容就讲一件事：更年期或卵巢早衰补充女性激素治疗时，激素会不会引起发胖？如果你很忙，没有空看下去，那我两个字概括——不会。

女性变"胖"的主要原因有哪些

对于"胡吃海喝""光吃不动"等这些大家都知道的因素在此就不再赘述。本节重点来讲一讲，很多女性为什么在正常作息的情况下，依然会出现"喝水也长肉"的窘境。

卵巢对于女性很重要，是因为卵巢可以分泌雌激素。雌激素这位"大神"可是一个多面手。我们身体多个器官的发育和维持功能都离不开它。

最重要的：雌激素可以促进乳腺发育、臀部肥厚，使全身脂肪和毛发分布具有女性特征。简单地说，它是女神们维持魔鬼身材的幕后推手。年轻女性在雌激素的调节下，脂肪主要分布在四肢，比如大腿和髋臀部，而不是腰腹部。

一般 40 岁以后，女性卵巢功能开始走向衰弱，雌激素水平下降，身体代谢处理脂肪的能力下降，于是脂肪开始蓄积。同时脂肪的分布也逐渐发生男性化改变，开始逐步向内脏蓄积。女性在更年期后体质下降明显,全身肌肉量下降,运动量也减少。而进食习惯一般不会大变。多余脂肪开始主要蓄积在皮下,后来越积越多,无处可去,就蓄积在腹部及内脏。研究表明,51～70岁是体重超重和肥胖发生率最高的年龄段。更年期变胖恰恰是由于体内缺少雌激素引起的,这也是更年期容易出现"将军肚、游泳圈"的重要原因。

更年期进行女性激素补充是不是就不会胖了

简单地说,应该要分情况来说明。

(1) 如果你在进行激素补充治疗前,体重一直处于正常范围的,经过天然雌孕激素的补充,会使体重和脂肪分布呈男性化的趋势变慢。也就是说会变胖的速度比别人慢。

你一定会问:"医生,你不是说雌激素有这么多好处,我都补充了,怎么还是会变胖呢?"这是因为我们目前通过药物进行人工补充的雌激素的量,其实只相当于正常育龄期女性平时卵巢正常分泌量的1/10左右。进行药物补充并不能使激素回到年轻时的水平。而是通过最小有效量的激素补充来达到保护心脑血管、骨骼健康的目的,同时又能避免产生肿瘤、血栓等不良后果。

此外,雌、孕激素可能会改善你的胃口,令你不自觉多吃东西,如又缺乏运动,则会助长变胖的趋势。

(2) 如果你的体重在之前就已经超标,那要注意一下。

1) 单纯通过激素补充治疗来达到减肥的目的是不科学的,也是不可能成功的。

2) 超重及肥胖的患者最好前往营养科或肥胖专科进行治疗。通过调整饮食、制订运动减重计划来减重。严重者,可能还需外科进行手术干预。

3）超重或肥胖的更年期女性多合并高血压、高血脂、高血糖等。如果通过治疗后"三高"情况得以纠正，体重下降，可以找妇产科内分泌医生评估，是否可以使用激素补充治疗。但是如果已经存在血栓或心脑血管疾病的，就要慎之又慎。激素补充治疗是要在心脑血管健康时就开始比较好。但如果心脑血管已出现老化，此时就已经丧失了好的时机，再予以激素治疗可能会出现血栓脱落等严重事件。

九 绝经激素治疗可以用到多少岁

常有患者提问:"绝经激素治疗可以用到几岁?"确实,绝经激素治疗在治疗上有时间节点的要求。

—— 何时必须要停药 ——

根据指南,目前并没有具体规定绝经激素治疗只能进行到几岁(通俗地说,就是并没有说吃到多少岁就一定要停药)。只要每年体检没有出现禁忌证,可以一直吃。

如果选择开始进行绝经激素治疗,就不能三天打鱼两天晒网。绝经激素治疗的患者受益主要有短期和长期两个方面。

1 短期受益

主要是用药后很快就可以改善潮热、多汗、睡眠障碍、心慌等更年期不适症状。这也是门诊上更年期患者常见的问题。

2 长期受益

主要是绝经后骨质疏松和心血管疾病的防治。绝经后雌激素下降,导致骨质疏松症的发生风险显著增加。绝经激素治疗通过抑制破骨细胞活动和降低骨转化以减缓绝经后女性的骨质丢失,对于绝经前、后启动的女性可获得骨质疏松性骨折一级预防的好处。对于年龄<60岁或绝经10年内且无心血管系统疾病的绝经

女性，开始绝经激素治疗不增加冠心病和卒中的风险，且能够降低冠心病死亡率和全因死亡率。因此，如果想要获得骨骼和心血管保护，除了对年龄和绝经时间有要求以外，长期坚持用药也是重要的一环。

吃药不同于吃糖，做好心理建设也重要

（1）顾虑有哪些？门诊上有时候会有患者（多数已经进行了激素治疗）由于心理建设没有做好，或害怕吃了激素会得癌，或不愿意经常到医院随访和配药（总之各种各样的原因），激素药物吃吃停停，犹犹豫豫。

（2）如果没有考虑好，大可不必急急忙忙。要知道，吃药不是吃糖。维持药物浓度稳态才能起到好的效果；吃吃停停反而还可能增加血栓等风险。使用绝经激素治疗的第一年中需要在服药的第1、3、6、12个月分别接受随访。从第二年开始，一般每年应至少接受1次全面的复查，以便进行全面的获益风险评估，包括绝经症状评分、新发疾病筛查、全面查体、必要的实验室检查，讨论生活方式和防控慢性疾病的策略，根据评估结果个体化调整方案。

写在最后的话

绝经激素治疗属医疗措施，启动应在有适应证、无禁忌证、绝经女性本人有通过绝经激素治疗改善生命质量的主观意愿的前提下尽早开始。目前，尚无证据支持限制治疗应用的时间，只要获益风险评估的结果提示获益大于风险即可继续使用。对有激素治疗禁忌证或者有顾虑不愿意使用者予以非激素治疗。

38岁开始激素治疗,什么时候能停药

--- 诊室故事 ---

杨女士今年38岁,在36岁时由于月经半年没来而就诊,发现卵巢早衰,于是开始进行绝经激素治疗,目前已经2年了。杨女士觉得,自从开始激素治疗后,月经可以按时来,夜里睡眠好多了,也再也没有出现潮热、多汗、心慌这些不适,一切都挺好的。不过,一直有一个问题在心里萦绕:"这个药,我到底要吃到几岁啊?"

--- 有这样一些人 ---

有这样一些人,40岁以前就出现月经不规则,或者干脆几个月都不行经。到医院一查,间隔4周以上连续2次发现女性激素中促卵泡激素(follicle-stimulating hormone,FSH)>25单位/升或>40单位/升,就可以说"卵巢功能可能真的出了问题"。再根据病情的程度,医生就会给出"早发性卵巢功能不全"或"卵巢早衰"等不同的诊断。这两个诊断字面上不完全一样,但实际上的意思差不多,都是"卵巢功能不行了,卵巢要提前退休了"的意思。

卵巢早衰的激素治疗可以使用多长时间

这个问题,对不同的人群可能有不完全相同的回答。

1 发病年龄<40岁的持续用药时间

40岁之前,停经4个月以上,间隔>4周,连续2次促卵泡激素>40单位/升提示卵巢早衰。一方面,由于雌激素水平下降更早出现,患者有低雌激素相关问题,如骨质疏松、心血管、泌尿生殖道健康问题及认知功能减退问题风险可能更大;另一方面,及时激素替代治疗的获益也更多。根据我国指南,只要卵巢早衰患者无禁忌证,应给予性激素补充治疗至普通女性自然绝经的平均年龄(大概50岁左右)。用药期间需要在专科医生指导下定期复查。如果发现了新出现的禁忌证,则可能需在专科医生指导下停药或更换其他治疗方案。

2 用药到平均绝经年龄后,是停药还是继续用

如果一个人使用激素治疗已经到了将近50岁时,那她还能用吗?或者说如果她不想用了,她是不是也可以停掉?

答案是都可以。考虑这个问题时,可以先问问自己以下3个问题:你的身体条件怎么样?在定期体检的情况下,目前是否有出现影响用药的禁忌证?如果都没有,那可以考虑继续用药。如果有,那医生可能会指导你停药或使用其他治疗方案。停药后,你是否还有比较明显的更年期症状,如潮热、多汗、睡眠欠佳、心慌、胸闷、情绪低落、烦躁等。如果停药后有明显的更年期症状再次出现,那么可能还是要和你的主治医生讨论是否要继续用药。

写在最后的话

卵巢早衰的激素治疗什么时候停药？如果每年定期体检没有出现新的禁忌证的情况下，最好能用药至平均绝经年龄。40~45岁绝经的朋友也可以参照这条。如果定期复查中出现了一些影响用药的疾病或禁忌证，可能就要停药或改变治疗方案。

十一、更年期激素治疗,既不是"神药",也不是"毒药"

进入中年以后,女性都面临着卵巢功能逐渐下降的问题,绝经或早或晚总会来到。是否进行激素治疗是横在眼前的选择题,面对选择,各人会交出不同的答卷。有人视激素为"救命稻草",谓之"神药";有人却弃之如敝屣,躲避不及犹如"毒药"。

── "神药"派的人多有以下几种 ──

1 亲身体验

更年期症状重,用药后缓解明显。这类患者往往是激素治疗的实际受益者,用药后感到生活质量明显上升。

2 人云亦云凑热闹

常有患者无任何不适,但因身边朋友推荐,而前来咨询。这类患者多受实际受益者的宣教,比较清楚激素用药的效果,但对激素用药的禁忌证、风险和流程一般不了解。在进一步了解了用药和随访流程后,有些人没有选择用药。

3 满怀期望

患者一般已经对激素治疗有一些初步了解。知道对心血管、骨骼等长期益处,满心希望借助药物"重回青春"。

—— "毒药"派有下面的几种情况 ——

1 怕得癌

一般在没有得到科普宣教前这种情况比较常见。经过医生讲解后,有些患者仍不能接受。一般多见于有肿瘤病史或家族史的患者。

2 怕麻烦

有的患者脾气急或工作忙,对随访流程和定期配药无法配合。

3 更年期症状并不明显,用药后获得感不够

这种患者有共同点:更年期症状并不严重,在得知绝经激素治疗对心血管、骨关节等保护作用后开始用药。但仍担心潜在风险,内心一直受到"利与弊"的煎熬。

—— 应该如何看待绝经激素治疗 ——

有禁忌证的人不能用绝经激素治疗,如果用了,可能是"毒药"。而对于有适应证的患者,绝经激素治疗可能是一剂"良药"!没有禁忌证却有慎用的情况,需要专业医生的评估是否可以进行绝经激素治疗,并需要更加严密地监测疾病的变化,争取达到"良药"的效果,避免出现"毒药"风险。

> **写在最后的话**
>
> 还是那句话:绝经激素治疗,既不是毒药也不是神药,只要遵照医嘱,定期复查,合理用药,就是一剂良药。

十二 更年期症状重,不能用激素就没办法了吗

女性在 40 岁以后卵巢功能开始下降,逐步由生殖期转化到无生殖能力的时期。这时候雌激素、孕激素分泌开始出现大的波动直至分泌减少,身体、心理都可能出现一系列相关的"不适感",如果可以在医生指导下规范进行绝经激素治疗,可以"一揽子"解决更年期带来的问题,长远来说更是好处多多。

但是,有的人更年期症状虽重,却患有禁用的疾病,不能进行绝经激素治疗,她们的人生是否就走进了死胡同?

不用这样悲观,还有一些非激素治疗可以试试,可能解决一部分问题。

更年期非激素治疗有哪些

友情提示:以下治疗措施均应在专业医生指导下进行,切勿盲目自行实施。

1 植物药

植物药以黑升麻为主要代表。黑升麻是一种多年生草本植物,在北美及欧洲使用已有 200 余年的历史。北美的原住民很早就有使用升麻治疗如月经不调、痛经等妇科疾病的记录。中国传统医学对升麻也有记载:味辛微甘,性微寒,具有发表透疹,清热解毒,升举阳气的功能,主治风热头痛、口疮、咽喉肿痛、脱肛、子宫脱

垂。研究显示,黑升麻并无雌激素活性,不会与雌激素受体结合,但它可能是作为一种选择性雌激素受体调节剂来改善更年期症状。很多不能使用绝经激素治疗的患者是可以试试用黑升麻提取药物来缓解更年期症状的。

② 植物雌激素

植物雌激素是存在于植物、水果和蔬菜中的一类天然的非甾体类化合物,化学结构与雌激素类似,在人体内经肠道细菌酶水解后具有微弱雌激素样活性,具有双向调节作用。

典型代表就是大家熟悉的大豆异黄酮,大豆异黄酮存在于石榴、苹果、小麦、大蒜、咖啡、酵母和土豆等植物性食品中,大豆及其制品更富含异黄酮。在大豆种子胚根和胚芽中的含量较高,而在子叶和种皮中含量相对较低。对大豆异黄酮的研究最早起源于人们发现饮食结构中富含大豆蛋白的亚洲女性潮热发病率远低于大豆制品摄入较少的欧美女性。1999年美国食品药品监督管理局(FDA)发布健康声明:每天食用25克大豆蛋白,可以减少冠心病的风险。北美绝经学会(NAMS)2011年提出:大豆异黄酮用于缓解绝经早期的潮热症状有效,对潮热的缓解可达24%~60%。但是之后的国际指南又不推荐大豆异黄酮用于治疗更年期综合征,因为缺乏明确的有效性证据。

而且,大豆异黄酮由于存在吸收和利用的个体差异,且长期不良反应尚未明确。

另外,发现许多中药如葛根、黄芪、白果、芦荟、陈皮、三七、柴胡、黄芩、麦冬、仙鹤草、木贼、金钱草、鱼腥草等都含有黄酮和异黄酮类成分。所以,中药也可以作为一个替代的选择。

③ 针刺疗法

针刺疗法属于传统医学中的外治范畴,对治疗绝经综合征研究较为成熟。目前认为针刺对治疗绝经后骨质疏松、降低潮热和改善睡眠具有一定效果。

4 运动疗法

运动疗法可以缓解肌肉关节疼痛和增加骨密度,减少骨质疏松症骨折的发生。规律的体育运动还利于控制体重。体重指数>30千克/平方米更易发生中度至重度的潮热。另外,运动还能促进血液循环及排汗,增强身体耐热性和对气温的调节适应能力,对于较轻的潮热也有效果。

5 避免烟酒

酒精和尼古丁的刺激,会造成血压升高和精神方面的异常变化。绝经期妇女不宜饮酒、吸烟,咖啡、茶等也应少饮。研究发现,每日的吸烟量越多,发生潮热的危险越高。与从不吸烟的妇女相比,吸烟妇女发生中度至重度潮热风险要高1.9倍,每日潮热发生率高2.2倍。

写在最后的话

更年期非激素治疗可以在一定程度上缓解潮热、出汗等更年期症状,改善情绪变化和睡眠质量。但是缺乏明确有效的证据,故它不能作为更年期综合征的推荐治疗,只能是对于有禁忌证患者的替代方案。而且非激素治疗可能没有保护骨质和心血管的功效。

十三 月经不来,为啥有人只吃黄体酮,有人却吃"全套"

诊室故事

病例1 陈小姐,39岁,因2个月没来月经就诊。以前月经一直很规律。近半年来一直比较忙,加班熬夜是常事,心理压力也大。妇科超声结果:子宫内膜11毫米。于是医生先给她配了黄体酮口服。并且叮嘱她放松心情、规律作息、继续观察,如果下次月经还是没有如期来,需要进行女性激素检测。

病例2 李女士,44岁,月经不规律1年。以前月经一直很规律。近半年突然发生了改变。月经有时候要间隔30~60天。这次的月经也已经晚了50天。有时还伴有乏力、睡眠欠佳。半夜常常会醒,有时还会一阵大汗。妇科超声结果:子宫内膜4毫米。于是医生在完善进一步检查,排除禁忌证后安排李女士进行雌激素+孕激素的药物治疗,也就是我们常说的绝经激素治疗。

同样都是月经不来,为啥医生的处理不一样

大家有没有觉得奇怪,同样都是不来月经,为啥医生的处理不一样?为啥一人只要吃黄体酮就好了,而另一人却要雌激素+黄体酮呢?

雌、孕激素缺乏会影响月经正常来潮。简要地说:雌激素不足

时，子宫内膜不会变厚，月经就没法来；雌激素还可以，但孕激素不足时，月经也可能不来，但子宫内膜是增厚的。

39岁的陈小姐大概率是由于工作紧张，生活节律紊乱，扰乱了下丘脑-垂体-卵巢轴功能。虽然两个月没有来潮，但子宫内膜11毫米是增厚的，说明她体内是有雌激素的。因此要给她调经。她除了需要放松心情，养成健康生活习惯以外，仅服用孕激素（也就是黄体酮）帮助增厚的内膜脱落，这样既可以使月经来潮，还可以起到保护子宫内膜，防止子宫内膜病变。

44岁的李女士，月经出现不规律，同时还伴有乏力、睡眠欠佳、潮热、盗汗等不适。大概率是已经到了更年期，卵巢功能下降，就不只是缺乏孕激素，而很可能是雌、孕激素都出现了下降和波动。她的超声报告提示子宫内膜只有4毫米（接近绝经期子宫内膜的厚度），因此，医生会建议李女士进行性激素的血液检测。果然证实了医生的判断。最终，李女士在进行了一系列评估后使用了雌激素＋孕激素的绝经激素治疗。

写在最后的话

（1）更年期女性如有停经现象，最长自我观察时间不宜超过3个月。应及时通过妇科超声了解子宫内膜情况，避免长时间受雌激素单一刺激导致子宫内膜病变。

（2）女性激素测定可以帮助了解卵巢功能，是更年期女性最有可能需要进行的内分泌检测。女性激素测定一般需要在月经来潮的第2～5天通过抽血检测，无须空腹（如果同时要做肝功能检测则需要空腹）。

（3）雌、孕激素药物是妇科内分泌常用的药物。目前使用的常规药物很多是天然或接近天然的,药物相对安全。但仍需要在专科医生合理评估和随访下用药。

（4）激素补充遵循"缺什么补什么"的原则。比如39岁的陈小姐暂时只是缺少孕激素,所以只用口服孕激素调经即可。而44岁李女士卵巢功能已经进入更年期状态,雌激素和孕激素都缺乏,所以医生给她使用了雌激素＋孕激素药物。

十四 激素治疗后症状明显缓解，是不是就可以停药

— 诊室故事 —

王阿姨坐在诊室里，尴尬地抿抿嘴唇，开口说话了："医生，我又来了。你还记得我不？"

这位患者有点面善，似乎见过。翻开病史本，才想起来：这是一位消失已久的患者。

两年前，52岁的王阿姨因为严重的更年期症状来就诊。当时她刚刚绝经一年多，虽然室内开着足足的空调，还是时不时地拿出手帕擦汗，夜间睡眠也不好，感觉心里老有事，入睡困难。

当时根据王阿姨的情况，医生建议她完善了一系列检查，排除禁忌证后启用了"绝经激素治疗"。不过从病史上看，似乎王阿姨只来配了3个周期的药，后来就再没有继续治疗了。

王阿姨说："当时我日子过得很难受就来找你们看病，抽血做检查后，给我开了激素药物，这个药真神奇，吃了一个星期就开始感觉汗明显少了，晚上睡觉也踏实了。整个人有种轻松的感觉。"

"那你后来怎么只吃了3个月就停药了呢？是乳腺或其他什么地方出了问题吗？"我问。

王阿姨手在空中挥了挥，答道："也不是，就是我小姐妹说你都没啥症状了，还吃个啥！我想也是。就没有再来配药。"

"那您现在来是……？"

"停了药前半年也没有啥。我还觉得蛮好的，心想更年期也就

> 算过去了。没想到,半年前开始又觉得哪哪都不对劲。汗是不大出了,但是下面觉得很干,走路都磨得痛。常常感到头痛、胸闷。去了很多科室,做了许多检查,也没查出啥大问题。就差要去看精神病科了。"王阿姨苦笑了一下,"后来内科医生还是建议我再来您这儿看看。"

症状缓解了是不是就好停药了

王阿姨的经历其实向我们提出了一个很重要的问题:更年期症状缓解了是不是绝经激素治疗就好停药了?

门诊上患者自行停药原因有很多,五花八门。例如,有和王阿姨一样达到治疗效果后自己停药的;怕长时间吃药不安全;嫌经常开药麻烦;当地药品断货买不到的,等等。

绝经激素治疗用药需要动态观察及时调整

绝经激素治疗用药中,哪些情况出现时,需要考虑是否停药?或者调整用药方案,改变药物剂量?

(1) 有些伴有慎用绝经激素治疗疾病的患者在用药中监测到疾病发生了明显进展,比如:一些与激素相关的妇科疾病(子宫肌瘤、子宫内膜异位症、子宫内膜增生等);一些心血管系统的疾病(糖尿病、高血压未做到良好控制、血栓形成倾向);一些与激素有关的其他系统疾病(胆囊疾病、癫痫、偏头痛、哮喘、系统性红斑狼疮);合并有乳腺疾病的。

(2) 出现绝经激素治疗的用药禁忌证,比如不明原因阴道流血(在明确病因之前建议先停药)、乳腺癌、血栓发生等。

（3）出现药物的不良反应。比如过敏、严重的胃肠道反应不能耐受的情况，或者出现了肝、肾功能损伤等。

（4）治疗后症状未缓解。

如果出现以上这些情况，就可能需要和医生讨论调整治疗方案或用药剂量。

回到王阿姨的问题上

显然对于王阿姨来说，两年前自行停药不属于上面任何一种情况。即王阿姨没有禁忌证和慎用情况，是属于"有资格"继续用药的那类"幸运儿"。王阿姨只是一类患者的代表，她们在用药明显改善了更年期症状后即考虑停药，然后在一段时间后症状又再次出现，不得已而犹犹豫豫地再来就诊，重启绝经激素治疗。

这里要给大家解释一下：绝经卵巢功能的衰退是大势所趋，绝经激素治疗是改善这些症状最直接、有效的方法。但吃吃停停的服药方式反而会增加血栓发生的风险。用药期间每年体检1~2次，在医生指导并监护下排除禁忌证，可连续使用，切勿自行停药。是否继续治疗应该由充分知情的患者和专科医生共同商议后决定，取决于具体的治疗目标及对现行治疗中个体获益和风险的客观评估。

写在最后的话

研究指出：年龄＜60岁和或绝经10年以内开始激素治疗是相对安全的。合理用药是保护患者安全的重要手段，为我们的后半生保驾护航。

十五 一个"单身狗"的101次相亲失败

如果把"绝经激素治疗"比作一个适婚青年,那"他"一定是最悲催的"单身狗",因为"他"被女性拒绝的概率有点高。

—— 诊室里经常遇到这样的情景 ——

医生:"你的卵巢功能减退了,现在体检结果没什么问题,建议用点绝经激素治疗吧。"

患者一:"医生,吃激素会变胖吧,我能不吃吗?我听说黄豆有用,多吃豆浆也能补充激素吧?"

患者二:"医生,听说吃激素会得癌症啊。电视剧里说吃胎盘可以保青春的。我能吃吗?"

患者三:"医生,我家里有儿子从美国带回来的保健品,听说效果好,我就吃那个,不吃激素了吧。"

—— "配对"失败原因总结 ——

随着人口老龄化,我国50岁以上的绝经女性已经近2亿。有研究报告显示,70%以上的人有不同程度的绝经综合征。但是只有不到1%的人选择接受激素补充治疗。就这1%中还有不少是妇产科医务工作者。所以在全国范围内,真正接受绝经激素治疗的人群确实不算多。

绝经激素治疗不被大众接受的原因

1 恐癌

10个患者有9个会问这个问题："绝经激素治疗是否会引起癌症？"这是个很好的问题。

释疑：有风险，但风险可控。在专业医生的指导和观察下，排除禁忌证后的补充治疗是利大于弊的。在开始补充前或补充过程中，医生都会密切观察患者的肝、肾代谢功能，血管状况，乳腺及其他身体各个器官的一般情况。大家对于激素会不会致癌，关注点一般集中在子宫内膜癌和乳腺癌。大数据的研究表明，使用天然雌、孕激素是安全的。用药5年内乳腺癌相关的发病风险不增加，超过5年也是极少见地增加一点风险，比不良生活习惯、肥胖所导致乳腺癌的风险还要低。合理使用孕激素是不会明显增高子宫内膜癌风险的。甚至一些类型的恶性肿瘤，经过规范的治疗后，如果患者出现更年期症状，也可以用激素治疗的。当然，这些需要专业的医生评估后才能用药。

2 怕胖

爱美女神多有此一问。很多人之前都有过口服避孕药后引起体重变化的经历。

释疑：以前我们曾经讨论过这个问题。变胖其实是卵巢功能下降、雌激素水平减低、女性脂肪男性化分布以及随年龄升高后线粒体功能下降消耗热量能力减弱、饮食习惯、活动能力下降等多方面因素共同作用的结果。

绝经激素治疗原则上使用小剂量的天然或接近天然的激素药物，一般不会引起水钠潴留，体重不会增加。这一点和肾上腺皮质激素不一样,此激素非彼激素,不可相提并论。合理进行绝经激素治疗非但不会让瘦子变成胖子,还有利于在更年期时稳定体重,让你胖得慢一点。

3 嫌麻烦

由于激素治疗开始前要进行身体评估,需要做一套体检。开始疗程后也需要定期复查,并且每月要到医生这里配一次药,有的患者觉得麻烦。

释疑:前面这些"麻烦"恰恰为大家提供了安全保障。真正体会到受益的患者是不会"嫌麻烦"的。每次面诊看到她们远离了病痛,轻松自在地生活,我们专科医生也很欣慰。

4 找了错误的"备胎"

手握"备胎"心中不慌。拒绝治疗的患者很多都有"备胎"。但是很多人选择的并不是"对的那一半"。

(1)备胎一:多吃黄豆或豆浆就可以替代绝经激素治疗,这种认识是不对的。

释疑:豆制品是好食材!豆制品是优良的植物蛋白,富含多种营养元素。但是,它们治疗更年期症状的作用还不确切,而且豆浆经过稀释,营养价值远不如整个大豆。

(2)备胎二:黄豆中提取出的大豆异黄酮保健品,但这些不能替代激素补充治疗。

释疑:大豆异黄酮是植物雌激素,常规剂量下,基本上没有治疗更年期综合征的作用。如果大量服用,可能产生不良反应。

写在最后的话

相比不靠谱的"备胎",正规绝经激素治疗比较安全。理由如下。

（1）绝经激素治疗有数道关口把关，不让有禁忌证的患者使用激素。

（2）一般尽量选择天然或接近天然的药物成分。

（3）所用剂量坚持有效最小剂量，个体化用药。

（4）用药期间定期进行检查评估，帮助控制风险。

一 女人40岁，这个变化在悄悄发生

女人跨过40岁，身体就开始慢慢变化了，比如卵巢功能衰退、月经改变、让人意想不到的骨量减少等。女性一生中发生骨质疏松性骨折的危险性是同期男性的3倍左右。2018年《中国骨质疏松流行病学调查结果》显示：如果没有进行相应的治疗，50岁以上的女性平均每3人中就有1人将经历一次骨质疏松骨折。

骨质疏松症为什么这么青睐女性

简单来说，骨骼像个银行，出生后，我们就开始不断地往这个"银行"存"钱"（骨质）。30岁左右是我们最富有的时候，这个时期骨量储备达到巅峰，其后就开始不断减少。

更年期的女性，骨量明显下降很快。原因还是与雌激素有关。雌激素可以促进钙的沉积、骨的生成，有利于保护骨量。到快绝经时，雌激素大大降低，对骨保护减少，骨质疏松就悄悄来了。

同时，女性易患骨质疏松还有其他的高危因素，举例如下。

（1）长期低蛋白、低钙饮食。

（2）太瘦。

（3）吸烟、酗酒。

（4）饮用咖啡、高盐饮食。

（5）运动不足。

（6）初潮年龄晚于 16 岁。

（7）月经周期紊乱。

（8）多次怀孕生产、末次生产龄大。

（9）绝经早于 40 岁。

看来，女性（相对男性）真的是骨质疏松的易患人群。

如何防治骨质疏松呢

和爱美一样，防治骨质疏松也应当是女人一生的事业。

怎么防

（1）中青年女性不要觉得自己离"老胳膊、老腿"还早。应该多喝奶，多运动，保证充足睡眠。争取在 30 岁左右（也就是骨峰值）到来之前多存一些"骨量"在自己身体里。

（2）如果 40 岁以前就出现月经的变化，应该警惕卵巢早衰。不管多少岁，只要卵巢功能减退到一定程度，就可能引起骨质的加速流失。因此，观察月经也是骨骼健康保健的重要一步。

（3）和不适当减肥说"不"。有些女性不适当减肥，引起卵巢功能紊乱。要知道，调节卵巢功能有时候比减肥难多了。体重太轻的妇女较胖型妇女更容易出现骨质疏松症并骨折，这是因为身体内的脂肪可以帮助产生一部分雌激素，若是太瘦了，脂肪不够，也会影响雌激素的分泌。

（4）适当日晒。这是为了促进体内维生素 D 的合成。建议每周 2 次，每次 15～30 分钟，暴露四肢及面部皮肤于阳光，不涂抹防晒霜，以免影响日照效果，请注意隔着玻璃晒是没有用的。

2 怎么治

目前用于治疗骨质疏松的药物常见的主要有3类:①基础用药(钙剂和维生素D);②骨吸收抑制剂(双膦酸盐、降钙素、雌激素及雌激素受体调节剂);③骨形成促进剂(甲状旁腺素制剂)。

(1) 基础用药。如果把身体骨骼比喻成一所房子,那么钙剂就是修房子需要的"水泥"。维生素D则可以给修房子提供足够的材料(增加肠道对钙的吸收),使房子的梁和墙更加坚固、不易折断(促进骨骼的形成,增加骨骼的强度和重量),并且使房子的平衡性更好、不易倾倒(增加肌肉控制力和神经肌肉协调)。充足的钙和维生素D的摄入对于预防骨质疏松至关重要。

根据2013版中国居民膳食营养素参考摄入量建议,成人每日钙推荐摄入量为800毫克(元素钙),50岁及以上人群每日钙推荐摄入量为1000毫克。高钙血症和高钙尿症患者应避免使用钙剂(有慢性疾病及长期用药史患者应由医生评估后考虑使用方法)。

(2) 骨吸收抑制剂。通俗地说,这类药物是通过"减缓拆房子"来起作用的。比如妇产科常用的雌激素及雌激素受体调节剂就是通过抑制骨吸收来保护骨骼。

常见的骨吸收抑制剂还有双膦酸盐,有口服和静脉滴注两种。而降钙素一般有注射或鼻喷剂两种使用方式,对骨质疏松骨痛有明显效果。其用药都有相关禁忌证,需先咨询医生。

以上两类药物是治疗骨质疏松症最常用的药物。

此外,临床上还有甲状旁腺激素类似物等其他药物,这里就不一一介绍了。

> **写在最后的话**
>
> 骨质疏松症不是只在年老时才需要被关注的疾病,不管是哪个年龄阶段的女性,富钙饮食、合理运动、舒缓情绪等健康生活方式都是贯穿一生的。

二、绝经后骨质流失有多快

—— 骨质疏松是中老年最常见的骨骼疾病 ——

比起男性,骨质疏松更青睐"女性"。女性一生中发生骨质疏松性骨折的危险性高达40%,而同期男性的危险性仅为13%,女性约是男性的3倍。原因嘛,我们讲过很多次了:还不是因为雌激素"退休"了吗!大家都知道骨质疏松是"沉默的杀手"。它的可怕之处就在于早期多没有明显症状,让人无法设防。等出现症状时,往往骨骼结构已经发生明显改变。骨质疏松的症状主要有骨骼疼痛、身高变矮、驼背和脆性骨折。常见的骨折部位是髋骨、胸椎、腰椎、骨盆、手腕部等。特别是髋骨和胸、腰椎等部位骨折后会造成患者行动不便、瘫痪等。据中华医学会骨质疏松和骨矿盐疾病分会发布的《原发性骨质疏松症诊疗指南》统计,在发生髋部骨折后1年之内,20%的患者会死于肺部感染、压疮感染等各种并发症,约50%患者致残,生活质量明显下降。

—— 绝经后骨质流失到底有多快 ——

绝经后骨量快速减少。到底有多快?我们来看看《围绝经期和绝经后妇女骨质疏松防治专家共识》(2020版)给出的一组数据:绝经后早期,前臂远端每年平均减少骨密度3%,脊椎和股骨

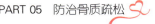

颈绝经后 3 年内平均每年减少骨密度 2%～3%。绝经早的女性（45 岁前），骨密度下降更快速，平均每年骨密度减少 3%～4%。

> **写在最后的话**
>
> 进入更年期的女性建议做骨密度检查，了解骨骼健康情况。女性都有面临绝经的一天，绝经过渡期及绝经后女性面临着更年期症状、骨质疏松、心血管疾病等多重不适和疾病的困扰。在 40 岁前就及时警惕骨骼流失的情况，对后期的生活会有很大帮助。

三 更年期女性如何尽早发现骨质疏松

骨质疏松是大家熟悉的老年病,很多更年期女性都知道,因为她们已经出现症状,例如:常常出现莫名的腰背酸痛或骨痛;翻身或起坐、长时间行走、夜间或负重后常常有疼痛加重;有的人还会有肌肉痉挛和活动僵直感;患者到了骨质疏松病变的晚期还可以出现骨折和骨骼变形。

无法察觉的慢性骨折

骨质疏松的骨折有两种:一种是看得到的骨折。患者在日常生活中不小心受到轻微外力就发生骨折,可以出现在手臂、骨盆、下肢等部位。这种骨折发生后,即使骨折痊愈了,也要当心。发生再次骨折的概率会显著增加。另一种骨折即使发生了,当事人也未必马上知道,这就是压缩性骨折,以脊柱发生多见。

脊柱压缩性骨折:驼背、变矮

由于脊柱位于身体内部,压缩性骨折又大多没有连累到周围的软组织受伤。因此,发生脊柱压缩性骨折后,患者常常并不知情,只是出现腰背部的疼痛。时间长了才会渐渐出现弯腰、驼背等变化。而这个时候可能已经出现了骨折引起的胸腹部脏器功能受损,比如引起心肺功能受损、腹痛、腹胀、便秘、食欲下降等。

因此,骨质疏松重在预防。早期发现,早期治疗才是王道。

怎样做到"早期"

早发现危险因素,做到心中有数。大家可以先参看国际骨质疏松基金会的《骨质疏松风险测试1分钟试题》。这个测试题作为骨质疏松风险的初筛对男女都适用。

优点:费时少,1分钟搞定。判断简单,易操作。只要回答下面19个问题。

(1) 你的父母曾经被诊断为骨质疏松或曾在轻摔后骨折吗?

(2) 你的父母中有驼背吗?

(3) 你的实际年龄超过40岁了吗?

(4) 你是否在成年后曾经因为轻摔而骨折?

(5) 你是否经常摔倒(去年超过一次)或因为身体较虚弱而害怕摔倒?

(6) 40岁以后你的身高是否减少超过3厘米以上?

(7) 你是否体重过轻(体重指数<19千克/平方米)?

(8) 你是否曾经服用类固醇激素(如可的松、泼尼松)连续超过3个月?

(9) 你是否患有类风湿关节炎?

(10) 你是否被诊断患有甲状腺功能亢进或甲状旁腺功能亢进、1型糖尿病、克罗恩病或乳糜泻等胃肠道疾病或营养不良?

(11) 你是否在45岁或以前就停经?

(12) 你除了怀孕、绝经或子宫切除外,是否曾停经超过12个月?

(13) 你是否在50岁前切除卵巢又没有服用雌、孕激素补充剂?

(14) 你是否经常大量饮酒(相当于每天啤酒500毫升或葡萄酒150毫升或烈性酒50毫升?

（15）你目前习惯吸烟或曾经吸烟吗？

（16）你每天的运动量是否少于 30 分钟（包括跑步、走路或做家务）？

（17）你是否不能食用乳制品也没有服用钙片？

（18）你每天从事户外活动时间是否少于 10 分钟，又没有服用维生素 D？

（19）如果是男士，是否出现阳痿、性欲减退或其他雄激素过低的相关症状？

如果以上任意一个问题回答结果"是"，就提示存在骨质疏松症的风险，建议在骨质疏松门诊就诊进行骨密度等进一步检查。

怎么做骨密度测定

双能 X 射线吸收法是国际公认最佳的骨密度检测方法，也是诊断骨质疏松的金标准。精确度与准确性高；扫描时间短且辐射量极低，大约相当于普通胸片放射剂量的 1/10；患者只需躺好经过机器扫描即可，不用脱衣、无痛感、耗时短。不过需要注意：检查时不能佩戴金属及装饰品；怀孕或准备怀孕的人不宜做此骨密度检查。

写在最后的话

通过 19 道自评量表可以便捷、快速地了解自己是否属于骨质疏松症的高危人群。如果有高危因素，建议前往医院骨科或更年期专科就诊。早诊断，早治疗。

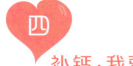

四 补钙：我要如何吃

补钙最好的途径是通过食物摄入。合理膳食在一定程度上比单纯补钙更重要，食物补钙比药物补钙更安全。

食物中的钙是人体所需钙的主要来源。缺钙多与饮食习惯相关。均衡膳食，不挑食、不厌食，在膳食中有意增加含钙丰富的食物，改进烹调方法等，是目前改变我国居民较广泛缺钙局面的可取的方法。

—— 富钙食物有哪些 ——

富钙食物主要有牛奶、奶酪、虾皮、海产品、芝麻、大豆制品等。其他含钙量相对较多的食物有鸡蛋、绿色蔬菜（菠菜、毛豆、杏仁、西兰花等）、坚果、食用菌藻类等。

—— 哪类食物不能多吃，会影响钙吸收 ——

1 脂肪

特别是油脂类食物，因饱和脂肪酸在胃肠道形成难溶物，影响钙的吸收。畜肉类动物性脂肪如牛油、奶油和猪油，以及椰子油、可可油、棕榈油等含有较多的饱和脂肪酸，是不利于钙吸收的。

2 草酸

草酸遍布于自然界，是植物特别是草本植物常具有的成分。

草酸在人体内如果遇上钙和锌便生成草酸钙和草酸锌,使钙、锌不易吸收而排出体外。过量摄入草酸还会造成结石。常见蔬菜中菠菜、苋菜和竹笋等,草酸含量较高,可以用沸水焯一下再进行料理,这样可以去除大部分草酸,又可以尽可能地保护维生素不被破坏。

③ 植酸

植酸在多种植物组织(特别是米糠与种子)中作为磷的主要储存形式。不过人与非反刍类动物是不能消化植酸的。植酸具有很强的螯合能力,能与钙、镁、锌等形成不溶性复合物,影响金属离子的消化接收和利用。植酸在大米和面粉中都有,可以先用温水稍稍浸泡大米即可分解植酸,面食发酵也会使植酸降解。

④ 酒精

有研究发现,长期过量饮酒、慢性酒精中毒的人骨密度下降明显,但是目前还没有明确是否由酒精引起。因为慢性酒精中毒的人常常有吸收不良,或者是酒精性肝硬化导致了维生素 D 合成受损。

⑤ 磷酸

比如碳酸饮料、咖啡、汉堡、比萨、动物内脏中都含有大量的磷。人体内钙、磷是一对"欢喜冤家"。必须是钙磷比在 2∶1 时才能和平共处。一旦打破这个平衡,钙磷比失调将导致钙吸收障碍。而碳酸饮料、咖啡、汉堡、比萨、动物内脏中钙磷比有的甚至高达 1∶20,大量摄入这些食物,人体内的钙就都被磷"赶跑了"。

⑥ 钠

吃过咸食物不但影响钙的吸收,还会使人体内已有的钙质加速流失。肾脏在排泄钠的同时是搭配排泄钙的,肾每排出 1 000 毫克钠的同时会排出 20 毫克的钙。口味越重,肾脏就会加速排除多余的盐分，顺带就连累钙也被过多地误排了。

可以促进钙吸收的食物成分有哪些

1 乳糖

乳糖在肠道被肠道细菌分解造成肠道低 pH 值环境，有利于钙离子的游离和吸收。牛奶、糖果、面包等都是富含乳糖的食物。

2 维生素 C

维生素 C 很容易与钙结合促进吸收，钙的利用度可以增加 12%。

3 维生素 D

维生素 D 是保证生长发育、维护骨骼和肌肉系统正常功能的重要物质。维生素 D 与钙、磷代谢密切相关。已有前瞻性研究发现，维生素 D 缺乏与老年人握力的减退和四肢肌肉量的减少有关，通过补充维生素 D 能明显增加下肢肌力并降低跌倒的风险。因此，维生素 D 不足和缺乏是发生骨质疏松和骨质疏松性骨折的重要风险因素。

五 补钙：最贵的未必就是最好的

说到骨质疏松，中老年人普遍比较重视。补钙的观念已经深入人心。但具体应该如何补？食补还是药补？怎样增加日常膳食中钙的摄入？如何选择钙补充剂？什么时候服用钙补充剂比较好吸收？诸如此类的问题。大家并不非常了解，现在就来讲一讲。

补钙不仅是老人和孩子的事，成年人也要注意。

任何年龄都可能缺钙。尤其当年龄超过40岁后，骨骼中的钙不断流失，含钙量下降，而随着年龄增长，人体对钙的吸收率也逐渐下降。这时候可能已经埋下骨质疏松的隐患。

—— 补钙是否可以食补 ——

当然可以！不过一定要先搞清楚一件事，那就是：我们每天应该摄入多少钙比较合理？

根据2013年中国居民膳食营养素参考摄入量建议：成人每日钙推荐摄入量为800毫克，50岁及以上人群钙推荐每日摄入量为1 000毫克。

需要多少知道了，那我们每天从正常饮食中到底能获取多少"钙"呢？2004年我国卫生部、科技部、国家统计局发布的中国居民营养与健康现状指出：全国城乡居民膳食中钙摄入量大概为391毫克/天。

我国传统膳食的结构特点是高碳水化合物和低动物脂肪。谷类食物的供能比例占 70% 以上。高膳食纤维谷类食物和蔬菜中所含的膳食纤维丰富,因此我国居民膳食纤维的摄入量也很高。但传统膳食中乳制品等高钙饮食含量偏低,加之中国人中还有一部分人乳糖不耐受,乳品作为补钙最好的媒介被中国人接受和利用度有限。有一些骨质疏松调查报告称:即使是在经济比较发达的上海地区,人均钙摄入量也只有 700~900 毫克/天。似乎在传统饮食的背景下,我们的日均钙摄入量有所不足,较 800 毫克的推荐量还有差距。

对于大多数人来说,可以进行膳食结构的调整,有意识地增加富钙食物的摄入。例如,多吃乳制品(这是首推的补钙食品);坚果类(不仅对钙质补充有益而且可以补充磷);豆制品;海产品类;深绿色蔬菜类:富含钙的蔬菜有很多,如雪里蕻、荠菜、小白菜、芥菜、绿苋菜、豌豆苗等。

如果有人就是不喜欢吃这些富钙食物怎么办?那可以选择钙补充剂(俗称钙片)。

如何选择钙补充剂

市场上各种各样的补钙产品有没有让你眼花缭乱?你每个月花在钙片上的钱有多少?贵的钙片一定吸收好吗?

钙剂包括无机钙(碳酸钙)、有机酸钙(乳酸钙、葡萄糖酸钙、氨基酸螯合钙等)。理想钙剂应具备含钙量高、在体内易溶解、近中性、安全无毒、生物利用度好且价廉等优点。

买钙片主要需关注两方面。

| 钙片中钙的含量高低

不同钙剂元素钙含量不同,比如:碳酸钙约 40%,枸橼酸钙约

21%，磷酸钙 38.76%，乳酸钙 18.37%，氯化钙 36%，葡萄糖酸钙 9.3%，醋酸钙 25.34%，氨基酸螯合钙 20%以下。同时各个厂家、品牌可能也有区别。不过这方面的信息通过仔细阅读钙剂说明书可以比较容易获得。

2 各种钙的吸收率

市面上各种钙剂在人体的吸收率其实差距不大。比如葡萄糖酸钙和醋酸钙吸收率都在 20%~30%，乳酸钙高一点，约 32%，碳酸钙约 39%。因此，碳酸钙在钙的含量和吸收率上都具有不错的表现，而且相对其他的钙剂，在相同剂量下需要服用的药片数量是最少的。在比较综合疗效、费用等多方面因素后，建议绝经后女性，使用碳酸钙类制剂预防骨质疏松。不过碳酸钙可能引起胃肠道不适（便秘和腹胀），因此，胃酸分泌缺乏的患者必须进食后立即服用才能充分吸收。

柠檬酸钙的吸收不依赖胃酸，并且很少引起胃肠道不适。胃肠功能不佳的患者可以考虑柠檬酸钙。但是柠檬酸钙补充剂价格通常比较贵，而且要服用更多的片剂才能达到所需的剂量。

3 什么时候服用钙剂效果比较好

口服钙剂应在餐后 1.0~1.5 小时服用效果比较好。

4 补钙的安全性

不推荐超大剂量的钙剂补充。有骨质疏松高危因素的人应该先在骨质疏松门诊或骨科就诊，检测骨密度等，再根据医生的指导来制订补钙的疗程方案。具有结石病史的患者在决定服用钙补充剂前，应评估结石形成的原因和是否患有高钙尿症。高血钙和高尿钙的患者更不能盲目补充钙剂，必须在专业医生指导下服药。

六 有一种维生素不是智商税,维生素 D 很重要

说到维生素 D,最为人熟知的功能就是预防佝偻病,常和钙片联合使用,以促进钙的吸收。最新的研究发现,维生素 D 的作用可能更多。

维生素 D 有什么作用

如果把人产生骨骼的过程比喻为修房子,那么维生素 D 可以增加肠道对钙的吸收(给修房子提供足够的材料);促进骨骼的形成,增加骨骼的强度和重量(使房子的梁和墙更加坚固不易折断);增加肌肉控制力和神经肌肉协调性(使房子的平衡性更好,不易倾倒)。保证充足的维生素 D 对骨骼健康至关重要。但是根据近年来的研究表明,维生素 D 的缺乏在全球范围内都是普遍存在的问题。全球可能超过 50% 的围绝经期妇女都存在维生素 D 缺乏的情况。

因此,我们已经科普过很多次:为预防骨质疏松,建议做到如下几点。

(1)成人每日钙推荐摄入 800 毫克(元素钙),50 岁及以上人群每日钙推荐摄入量为 1 000 毫克。

(2)成人推荐维生素 D 摄入量为 400 国际单位/天。65 岁及以上老年人因缺乏日照以及摄入和吸收障碍常有维生素 D 缺乏,

推荐摄入量为 600 国际单位/天。

维生素 D 的其他方面

维生素 D 可能还与女性生殖系统相关疾病如卵巢癌、子宫内膜癌、妊娠期高血压等关系密切。研究显示如下。

（1）维生素 D 缺乏可能增加多囊卵巢综合征和卵巢癌的发病风险。

（2）同时补充维生素 D 和钙剂则可降低绝经后妇女患子宫内膜癌的风险。

（3）维生素 D 缺乏女性较正常女性患子宫肌瘤的风险升高 32％。

（4）＞40 岁成年女性体内维生素 D 缺乏可能与卵巢储备能力降低有关。

当然，维生素 D 与这些疾病之间的关系还需进一步研究。但许多研究已经证明，维生素 D 在女性生殖功能中的作用。大量研究表明，维生素 D 可能直接或间接调节性腺功能。维生素 D 真可谓是对女性友好的维生素。

怎样获取维生素 D

1 日常饮食

维生素 D_3 主要存在于海鱼、动物肝脏、蛋黄和瘦肉、脱脂牛奶、鱼肝油、乳酪、坚果和海产品中。人体的维生素主要由人体自身合成和动物性食物中获得。植物中几乎没有维生素 D，所以吃蔬菜是无法补充维生素 D 的。可以多进食蛋黄、动物肝脏和富含脂肪的海鱼，如三文鱼、金枪鱼。

2 阳光照射

紫外线可以帮助皮肤中维生素 D 的转化生成,人体中 90% 的维生素 D 都来源于日照。如果缺少户外活动,可能造成维生素 D 合成不足。需要特别注意的情况:阳光照射的效果也可能是无法确定的。衣服遮盖、空气污染、频繁使用防晒品都会阻碍紫外线,影响日照效果。肥胖人士也要注意补充维生素 D,因为维生素 D 是脂溶性物质,大量维生素 D 会蓄积在脂肪中,而血液中维生素 D 浓度却不高。

3 维生素 D 补充剂

需要注意,长期大量摄入维生素 D 也可能引起维生素 D 过度蓄积。目前研究认为,维生素 D 和钙剂是防治骨质疏松安全、经济的办法。但是对于肝、肾功能有问题的患者一定要注意:不能自行服用维生素 D。应该在医生指导下改用特殊的"活性维生素 D",才能避免加重对肝、肾功能的负担。

写在最后的话

维生素 D 和钙剂是防治骨质疏松相对安全、经济的药物。也是健康更年期女性预防骨质疏松的好办法。但对有慢性疾病和长期服药史的患者,建议先和医生讨论后再决定适合的补充方法。

七 防治骨质疏松，从调整生活方式开始

保护骨质，防治骨质疏松症，从日常做起。中老年人应该在日常生活中注意哪些要点呢？最直接、最基础的就是调整生活方式。

避免高盐饮食

研究证明高盐饮食引起的以下危害。

（1）升高血压，促进动脉粥样硬化：吃盐多不仅可以升高血压，同时还能使血浆胆固醇升高，有促进动脉粥样硬化的作用。

（2）诱发胃癌：高浓度食盐可破坏胃黏膜，诱发胃癌。

（3）易患呼吸道疾病：高浓度食盐能抑制呼吸道细胞的活性，减少唾液分泌，使口腔内溶菌酶减少，抑制其抗病能力。增加病毒和细菌在上呼吸道引发感染的机会。

（4）加快骨钙丢失和加重肾脏负担。

提倡高钙和适量蛋白质均衡饮食

普通食物含钙量如表5-1。

表5-1 普通食物含钙量（毫克元素钙/100克食物）

食物	含钙量（毫克）	食物	含钙量（毫克）	食物	含钙量（毫克）	食物	含钙量（毫克）
虾皮	1200	芹菜	160	木耳	57	面粉	25

续表

食物	含钙量（毫克）	食物	含钙量（毫克）	食物	含钙量（毫克）	食物	含钙量（毫克）
海带	1177	山核桃	133	鸡蛋	55	大米	14
黄豆	367	牛奶	120	黄鱼	53	鸡肉	11
豆腐干	308	绿豆	80	韭菜	48	牛肉	10
丝瓜	191	白菜	61	花生	39	猪肉	6

合理膳食在一定程度上比单纯补钙更重要,食物补钙比药物补钙更安全。食物中的钙是人体所需钙的主要来源。一些人缺钙的原因应该是饮食习惯。均衡膳食,不挑食、不厌食,在膳食中有意增加含钙丰富的食物,改进烹调方法等是目前改变我国居民较广泛缺钙局面的可取方法。推荐:每天应摄入300毫升牛奶或奶制品。饮食上可以注意选取含钙量较多的食材。

爱上晒太阳

(1) 春秋冬季节:建议上午11点至下午3点之间,尽量暴露皮肤在阳光下晒15~30分钟,每周至少2次。

(2) 夏季:可以在上午8—10点,气温较为温和时进行,应避免直晒,可以选择在屋檐下、树荫下进行。大家可以根据各个季节日照和温度等特点灵活调整。

(3) 有些情况会影响晒太阳的效果,需要避免。

1) 隔着玻璃晒太阳:前面我们已经讲过,维生素D可促进钙的吸收,人体通过皮肤在紫外线的照射下可合成90%维生素D_3,这是获得维生素D的主要方法。不过紫外线容易被玻璃部分阻隔。在冬季隔着玻璃晒太阳虽然感觉暖洋洋的,很舒服,但就隔着玻璃晒太阳补钙来说,功效是收效甚微。建议大家多去户外享受日光浴哦！

2）涂防晒霜：防晒霜可以阻隔强烈的紫外线。在夏天是防止皮肤晒伤的利器。研究表明，日晒可能是皮肤衰老的主要原因。故很多女性都注意防晒，有人甚至一年四季每天都使用防晒霜。适当防晒没有错，但是请记得也给自己的皮肤稍微留点空挡，让些许的紫外线照射皮肤来帮助合成维生素 D。

规律运动

适量运动有助于增加骨骼密度，同时可以使身体保持敏捷性和平衡力，有效减少跌倒风险。运动要循序渐进、贵在坚持。推荐中老年人的运动方式包括慢跑、打太极拳、练瑜伽、跳舞和打乒乓球等，适当增加抗阻力运动。

有的兴趣爱好要放弃

有一些我们很喜欢的食品或习惯会影响骨骼的代谢和健康。比如吸烟，嗜酒、咖啡、碳酸饮料。

写在最后的话

骨质疏松症被称为静悄悄的"杀手"很形象。如果平时不注意骨骼健康，又没有定期体检，"杀手"会悄悄地损伤骨骼，使身体的行动力下降。若发生骨折后会增加恢复难度，甚至使年老者因此丧生。防治骨质疏松，从调整生活方式开始。

八 防治骨质疏松，光吃"不用"，事倍功半

骨质疏松应该尽早防治的观念已经深入人心。朋友们一谈到防治骨质疏松，必然强调补钙。不过防治骨质疏松，别光想着补钙，还有一件事非做不可！

骨质疏松究竟是怎么回事

骨质疏松，简单说就是人的骨骼出现了骨量减少和骨结构退化。早期可能没有特别的不适，病情发展后，很多人会出现腰酸背痛、容易抽筋等不适。如果病情继续得不到治疗，骨骼最后变得"嘎嘣脆"，容易骨折。从身高降低到驼背（椎体骨折），甚至瘫痪在床，骨质疏松就像一个静悄悄的"敌人"一直潜伏在我们周围，就待你"骨"瘦如柴时，猛地给你致命一击。所以医界又送骨质疏松一个外号"沉默的杀手"！

传统饮食中，钙摄入量明显不足，因此，防治骨质疏松，我们需加强富钙食物，不足的量再通过补充剂补充。

骨质疏松的防治，光吃"不用"不行

骨质疏松的防治重点其实很简单，就是要想方设法地增加骨量，加大骨强度。运动是影响骨量的主要因素。不同的运动方式、运动种类、运动时间等都会对骨量产生不同的影响。

适当的运动很重要,没有运动也会很可怕!

1 适当运动有多重要

举个例子:人类的骨头与肌肉一样,有神奇的调节功能,"遇强则强"。它会根据身体部位所承受的力来决定如何自我更新。如果经常锻炼它、使用它,就会变得强壮。可是如果不用呢?比如当宇航员进入太空,进入失重环境,没有了地球引力的作用,或者严格地说,引力被严重弱化了,就会出现废用性骨质疏松。在太空,宇航员的骨骼不再承受很大重力,因此宇航员的骨头密度也会自动降低。宇航员1个月丢失骨矿盐含量约2%,相当于地面绝经后妇女1年骨丢失量。并且要在回到地面1年后,损失的骨质才开始恢复正常。因此,运动对每个人来说都是保持骨骼健康的必要措施。

2 不同运动对骨骼的帮助不同

目前的研究表明,步行锻炼可以改善绝经后妇女的股骨骨密度,但如果只是单一的使用步行这一种运动方式,对更年期和绝经后妇女的脊柱(腰背部)、腰椎、桡骨(手臂部)或全身骨密度没有显著的影响。

推荐:联合运动(阻力+有氧运动+冲击运动)。身体素质较好的青中年女性可以考虑采取这种形式,可以兼顾增加肌肉力量和强健骨骼,同时又保持了身体的柔韧性。比如:每周3~5次有氧运动,每次约30分钟。每周2次抗阻力量练习,每次6~8个动作,如深蹲、负重转体、仰卧起坐等;柔韧伸展练习,以增强体力、身体平衡协调能力和掌握运动技巧为主。

> **写在最后的话**
>
> 防治骨质疏松,除了补钙以外,适当运动是重要的手段。

九 上班"996"：生活不健康，到老泪两行

曾经，网上对上班族"996"现象展开了大讨论。"996"工作制是指早上 9 点上班、晚上 9 点下班，中午和傍晚休息 1 小时（或不到），总计工作 10 小时以上，并且一周工作 6 天的工作制度。

你一定觉得奇怪："996"工作制和骨质疏松有什么关系？这类上班族的很多工作和生活的状态也许并不是一种可持续性良性发展状态。

骨质疏松多见于绝经女性和老年男性，大家也都习惯性地认为骨质疏松是老年疾病。但其实骨质疏松是可以在任何年龄发病的。不过我们今天要说的并不是这个。本节文章想给大家提个醒。

骨质疏松的危险也许就藏在你的身边

也许平日里你一些不经意的习惯或行为会给老年后骨骼健康埋下隐患。

上班族体力活动少

有个词用来形容骨骼挺合适——不进则退。意思很简单，如果长时间不参加体力活动，肌肉力量会下降，身体协调性会打折；同时骨骼不能得到良好的刺激，影响骨骼的再造，会出现骨强度的下降和脆性的升高，从而增加骨折风险。

2 熬夜大神的标配

"996"上班族除了"晚下班"以外,"不下班"也是经常发生的。熬夜对于他们来说并不稀奇,可能还是家常便饭。辛勤工作到深夜,他们常常需要一些额外的消遣才能抚慰这颗操劳的心。这时候常常有一些熬夜"标配"出现——

"来点啥好呢?香浓的咖啡?它的香味让我欲罢不能。但已经喝了好几杯……美味的烤串?这是加班的标配啊,如果再有一碗方便面,再配上一支烟,做个安静的夜神,有它陪我就够了……"

解释:中华医学会骨质疏松和骨矿盐疾病分会发布的《原发性骨质疏松诊疗指南》(2022)指出,骨质疏松的主要危险因素的不良生活方式包括饮过多含咖啡因的饮品、高钠饮食、吸烟。熬夜大神们如果长时间借助这些熬夜标配,将会成为骨质疏松的易感人群。

3 女神苗条过头

女神都希望自己前凸后翘,身材姣好。有些女性确实需要管理体重,但有些女性没有这方面的问题,却仍然老想着减肥。

解释:无论体重正常与否,做一些适当的饮食调整无可厚非,比如轻断食、减少外出就餐等。最怕就是过度减肥和长期营养失衡。有些体重比例正常的女性也长期不吃午饭,或者有素食习惯的上班族女神都要当心哦。

4 其他

骨质疏松的其他危险因素还有过量饮酒以及钙和(或)维生素D缺乏。

日常防治小贴士

根据2022年中华医学会骨质疏松和骨矿盐疾病分会发布的《原发性骨质疏松症诊疗指南》,提出了有利于骨质疏松防治的六大生活基础措施。

(1) 均衡膳食:富钙、低盐、适当摄入蛋白质,推荐每日牛奶摄入量为300毫升(或同量的奶制品);每日蛋白质摄入量为0.8~1.0克/千克。

(2) 充分日照:避免涂抹防晒霜,日晒的具体时间和时长可以根据季节、气温、空气质量等灵活进行,尤其避免灼伤皮肤。

(3) 规律运动:建议可以进行规律的负重、阻抗和肌肉力量练习。中老年患者可以考虑行走、慢跑、打太极、跳舞、打乒乓球等运动。运动宜循序渐进、持之以恒。已经有基础疾病的朋友应该在医生的评估后开展适合的运动方式,以避免运动损伤和原发疾病的恶化。

(4) 戒烟、限酒。避免过量饮用咖啡和碳酸饮料。

(5) 如果有慢性疾病需要长期服用某些药物的,请和你的医生确认,服用药物是否会影响骨代谢。

(6) 日常生活中要及时清除室内障碍物,注意防滑,预防跌倒等。

强健骨骼，骨密度检测少不了

哪些检查可以帮助诊断骨质疏松

1 双能 X 射线吸收法

双能 X 射线吸收法是目前最常用的骨密度检查手段。通俗地说就是在放射科"拍 X 线片子"就可以完成。优点：一般当场就可以拿到报告，比较便捷，是诊断骨质疏松的"金标准"。缺点：双能 X 射线吸收法只能评估骨量，无法区分皮质骨和松质骨；不同设备之间的结果不能直接做比较。

目前，我国已经将骨密度检测项目纳入 40 岁以上人群常规体检内容（也就是说，40 岁以上常规健康体检应该把骨密度包括在里面了）。同时，根据 2017 年的《原发性骨质疏松症诊疗指南》，符合以下任何一条的，都建议行骨密度测定：

（1）女性 65 岁以上和男性 70 岁以上。

（2）女性 65 岁以下和男性 70 岁以下，有一个或多个骨质疏松危险因素者。

（3）有脆性骨折史的成年人。

（4）各种原因引起的性激素水平低下的成年人。

（5）X 线影像已有骨质疏松改变者。

（6）接受骨质疏松治疗，进行疗效监测者。

(7) 患有影响骨代谢疾病或使用影响骨代谢药物史者。

(8) 国际骨质疏松基金会骨质疏松症一分钟测试,结果为阳性者。

(9) 亚洲人骨质疏松自我筛查工具结果≤1者。

2 骨小梁评分

骨小梁评分采用了一种新的图像灰度测量方法,对腰椎采用双能X射线吸收法进行图像测量,是一种新的分析工具。优点:可以获得骨小梁微结构有关的信息;可以用于骨折风险评估和指导治疗。缺点:设备必须经过准确校准,不是每个医院都能开展。

3 定量CT

就是利用CT来定量测定骨密度。优点:测量精准,并且可以测量任何一个部位的骨骼。缺点:中国人群的正常定量CT值虽已经初步建立,但还有待更大人群样本的进一步完善验证。

十一 如何读懂骨密度报告

目前,双能 X 射线吸收法依然是诊断骨质疏松的"金标准",拿到报告怎样初步读结果?

表 5-2 为常见的骨密度测定报告。

表 5-2 骨密度测定结果

测量部位	T 值	Z 值
股骨颈	0.1	1.6
全髋部	0.8	2.0

通常报告会给出 T 和 Z 值。咱们作为普通患者没有医学背景,有个最简单的判断途径是报告的提示,可以作为初判。无相关医学背景需专科医生处就诊为准。

—— 对于绝经后女性、50 岁及以上男性,看"T"值 ——

注:$T =$(实测值 − 同种族同性别正常青年人峰值骨密度)/同种族同性别正常青年人峰值骨密度的标准差。

T 值范围的判断:

(1)正常:$T \geqslant -1.0$。

(2)低骨量:$-2.5 < T < -1.0$。

(3) 骨质疏松：$T \leqslant -2.5$。

(4) 严重骨质疏松：$T \leqslant -2.5$ + 脆性骨折。

对于儿童、绝经前女性和 50 岁以下男性，其骨密度水平的判断建议用同种族的 Z 值表示。

Z =（骨密度测定值 － 同种族同性别同龄人骨密度均值）/ 同种族同性别同龄人骨密度标准差。

将 $Z \leqslant -2.0$ 视为"低于同年龄段预期范围"或低骨量。

骨质疏松症的诊断标准

目前，骨质疏松的诊断还是以参考 T 值为通用标准。推荐使用双能 X 射线吸收法测量中轴骨（第 1～4 腰椎、股骨颈或全髋部）骨密度或桡骨远端 1/3 骨密度，以 $T \leqslant -2.5$ 为骨质疏松症的诊断标准。

但是，对于有过脆性骨折史的患者，即使骨密度没有达到 $T \leqslant -2.5$，他们也会被诊断为骨质疏松症。如：有髋部或椎体脆性骨折史的患者，可直接被诊断为骨质疏松症。

或者有些患者虽然骨密度测量提示属于低骨量范围（$-2.5 < T < -1.0$），但是他们有肱骨近端、骨盆或前臂远端脆性骨折的病史，也可被诊断为骨质疏松症。

PART
06

体重与营养

一 更年期体重管理：怎么好像永远在减肥的路上

人到 40 岁以后，开始向更年期靠近。有的人卵巢功能逐渐下降开始出现一些更年期症状。可最让人不能接受的是，爱美的女性身材也会慢慢走样。

—— 更年期为什么容易胖 ——

肥胖是一种病因复杂的疾病。简单地说：当身体不能很好的代谢处理进食或体内已经有的糖、蛋白质、脂肪，就会造成体内脂肪越存越多。

更年期女性很容易出现体重增加，身材走样。很多爱美人士采取节食的方式，但收效甚微。常有患者自嘲："我真是喝水都会胖！"其实很多时候并不是由于吃得多，而是由于对脂肪处理能力下降了。年轻女性在雌激素的调节下，脂肪主要分布在四肢，比如大腿和髋臀部。而女性 40 岁以后卵巢功能开始下降。雌激素水平下降，身体代谢处理脂肪的能力下降，于是脂肪开始蓄积。同时脂肪的分布也逐渐发生男性化改变，开始逐步向内脏蓄积。女性在更年期后体质下降明显，全身肌肉量下降，运动量也减少。而进食习惯一般不会大变。多余脂肪开始主要蓄积在皮下，后来越积越多，无处可去，就蓄积在腹部及内脏。研究表明，51～70 岁是体重超重和肥胖发生率最高的年龄段。这就是更年期容易出现"将军肚、游泳圈"的重要原因。

如何简单判定自己的体重是否合理

可以参考以下几种标准。

1 体重指数

相关标准如下。

（1）体重正常：18.5千克/平方米＜体重指数＜24千克/平方米；

（2）超重：24千克/平方米≤体重指数＜28千克/平方米；

（3）肥胖：体重指数≥28千克/平方米。

2 腰围

腰围指经脐点的腰部水平围长，是反映脂肪总量和脂肪分布的综合指标。世界卫生组织推荐的测量方法是：被测者站立，双脚分开25～30厘米，使体重均匀分配下测量。

相关标准如下：

（1）男性腰围＜90厘米为正常。

（2）女性腰围＜80厘米为正常。

（3）男性腰围≥102厘米或女性腰围≥88厘米为腹型肥胖。

3 腰臀比

腰臀比＝腰围÷臀围。女性＜0.85属于正常范围，女性＞0.9时为腹型肥胖。

友情提示：体重指数可以反映全身肥胖，但有的四肢瘦、肚子大的人也有可能体重指数是正常的。这就会造成"假阳性"。相比体重指数，腰围和腰臀比更能有效反映出脂肪在腹部和内脏分布情况。

更年期体重控制不良的危害

肥胖,特别是腹型肥胖不仅影响美观,而且是肿瘤和心脑血管疾病、糖尿病等慢性病的重要风险因素。

1 心血管疾病

超重或肥胖常常会引起血压、血脂、血糖的异常,这个概念已经深入人心。多余脂肪沉积于血管壁,会造成血管僵硬,是出现心血管疾病和糖尿病等慢性老年病的深层次原因。

2 骨质疏松和骨折

以往认为,肥胖的人不容易发生骨质疏松或脆性骨折,是因为肥胖患者有更多的软组织保护骨组织(就是肉垫比较厚的意思)。但现在有多项研究证明,超重或肥胖的女性由于过多的内脏脂肪分泌炎症因子可能影响骨骼代谢,使骨量减少和骨骼重塑受阻。绝经女性体重超重或肥胖出现骨折的风险是上升的。

3 阻塞性睡眠呼吸暂停综合征

女性发病多见于更年期。雌激素下降引起气道结构发生变化。夜间睡眠中会出现打呼噜并呼吸暂停。白天可能表现为头痛、乏力、嗜睡、记忆力减退等。更年期的超重或肥胖会增加女性睡眠中出现打呼噜和呼吸暂停的概率。而长期出现这种情况将会增加心血管疾病发病率。

4 腰椎间盘退变

目前研究指出,超重或肥胖可以增加骨关节炎或腰椎疾病的发病风险。可能是由于肥胖增加了骨及腰椎的负荷,而且肥胖者多合并有动脉粥样硬化也会影响骨关节及椎体的血液供应。

5 压力性尿失禁

围/绝经期女性由于雌激素下降、盆底组织松弛,尿失禁的发病会有所增加。而如果同时又超重或肥胖,尿失禁的发病率和严重程度都会增加。超重和肥胖女性伴发尿失禁患者,如果能减轻5%的体重就可能使尿失禁次数减少50%。

6 肿瘤

研究发现,肥胖、缺乏运动与乳腺癌、结肠癌、肾癌、子宫内膜癌、胰腺癌等多种肿瘤发病有着密切的关系。肥胖诱发肿瘤的原因是过多的脂肪组织可以提高绝经后女性的雌激素水平,刺激乳腺及子宫内膜,引发乳腺癌及子宫内膜癌。大腹便便的腹型肥胖人群,由于运动减少使得肠蠕动减慢、致癌物排出减少、吸收增多、更容易发生肠癌等肿瘤。

二 更年期为啥每年胖几斤？睡眠不好也是罪魁祸首之一

女性进入中年后，体重管理似乎变成了一个永恒的主题。反反复复，总有节不完的食和涨不停的体重。

目前研究表明：女性进入中年后，体重每年平均增加 0.7 千克。

— 增加的体重究竟是怎样来的 —

1 衰老使身体活动耐力降低

目前认为，衰老的过程与线粒体受损有关。什么是线粒体？不懂不要紧，只要知道它是身体中负责制造能量的结构就行了。随着人体的衰老，线粒体制造和消耗能量的能力减弱。举个例子：就像汽车加满油（脂肪），线粒体就是汽车发动机。发动机不行了，汽油（脂肪）没法用掉，只好堆在油箱（身体）里。久而久之，体重就上来了。

2 睡眠障碍是中年女性体重难控制的重要原因

最著名的研究是"美国护士健康研究"：历时 16 年对 68 000 名妇女进行跟踪分析，发现那些每天平均睡 5 小时的人比睡 6 小时的人增加体重多，而睡 6 小时的人又比睡 7 小时的人增重多。睡眠呼吸暂停、夜间盗汗、情绪障碍都是睡眠障碍的常见原因。

3 卵巢功能下降致低雌激素也是女性肥胖的原因

围/绝经期女性卵巢功能下降导致雌激素水平下降,身体代谢处理脂肪的能力下降,于是脂肪开始蓄积。同时脂肪的分布也逐渐发生男性化改变,开始逐步向内脏蓄积。全身肌肉量下降,运动量也减少。女性在51~70岁是体重超重和肥胖发生率最高的年龄段。这就是更年期容易出现"将军肚、游泳圈"的重要原因。

写在最后的话

没有人能"永远只吃不胖"。不是不胖,时候未到。

为了能"优雅到底",女性体重管理是不能仅到中年以后才开始考虑的事。作为一名妇产科医生,给广大姐妹们提提建议。

(1) 饮食管理,推荐地中海饮食类的全面均衡饮食。当然如果已经进入肥胖阶段,可能就要在医生的指导下实行低脂、低碳饮食。

(2) 生命在于运动。运动可以消耗体内积存能量的同时改善线粒体功能,可以改善潮热、盗汗等血管舒缩症状,改善睡眠质量。

(3) 处于更年期的女性如果在进行激素补充治疗的,对体重的维护也是有利的哦。

三 更年期"慧吃慧喝"更健康：蔬菜、水果的健康密码

更年期门诊，阿姨们总是特别关心如何做好养生。问得最多的莫过于"如何食补""有没有天然食物比较有利于健康"，等等。

更年期后身体处理脂肪的能力下降，体重上升，容易出现高血脂、高血糖。

人人都知道"蔬菜、水果有益健康"。可是在"喝水都容易胖"的更年期，蔬菜、水果究竟在健康中扮演什么样的角色？我们应该怎么吃？

—— 蔬菜、水果中富含的营养成分很多 ——

（1）多种维生素：维生素 A、维生素 B_2、维生素 C、维生素 B_9（叶酸）、维生素 K 等。

（2）多种矿物质：钙、铁、锌、钾、镁、硒、硫、磷等。

（3）膳食纤维。

（4）其他植物化学素：番茄红素、叶黄素、类黄酮、类胡萝卜素等。

—— 蔬菜、水果与疾病关系的相关研究 ——

（1）2019 年，世界知名医学期刊《柳叶刀》发表的一篇文章值得我们关注。该文章报道了一项长达 27 年对 195 个国家居民的

膳食风险对健康影响的研究。研究显示：膳食风险主要来自于钠的摄入量过高及谷物、水果、坚果、蔬菜等摄入不足。

（2）无独有偶，2017年《国际流行病学杂志》发表了一篇荟萃分析显示：蔬菜、水果的摄入有助于降低心血管疾病及肿瘤的死亡率。

生活中，蔬菜、水果吃"够"没

根据中国疾病预防控制中心公布数据：2002—2012年，国人蔬果摄入量仍然较低，2012年居民人均每天蔬菜摄入量为269.4克，水果摄入量为40.7克。

而上海于2018年公布的数据显示：作为一线城市的上海，居民每日摄入量蔬菜仅为249克，水果仅为75克。大大低于膳食指南的标准。

2023年发表的一项研究表明：1989—2015年，中国18～35岁成年居民中仍有较高比例的人群脂肪摄入过多，膳食纤维摄入不足，谷薯类、蔬菜及奶制品未达推荐量的人群比例及畜禽肉类、烹调盐超推荐量的人群比例均呈增长趋势，膳食结构不合理问题依然严峻。

蔬菜、水果应该怎样吃

（1）餐餐有蔬菜。每日蔬菜摄入量保证500克较为理想，其中深色蔬菜应占一半以上。

（2）每日水果推荐摄入量为200～350克。

（3）蔬菜和水果不能互相替代。果汁（即便是鲜榨）不能代替水果。

（4）酱菜、咸菜等食品不能代替蔬菜，不建议食用。

四 每逢佳节胖三斤，假日稳定体重秘籍

每年各个长假，大家开启"放飞"模式。女性朋友们准备怎样打开长假度假模式？是白天醉心美食，或是夜晚狂欢宵夜，或是安静地宅一下。无论哪种方式的狂欢一般都有后遗症，那就是飙升的体重。

为了既能快活地过节，又能在节后继续优雅，请收下这篇科普帖。

女性节日必备秘籍

节日期间难得休闲，亲朋欢聚一堂共享美食乃是人间乐事。那怎样才能尽量健康少负担地享受美食？

1 菜单尽量往"地中海饮食"的结构上靠

（1）以包括水果、蔬菜、五谷杂粮、豆类、坚果为代表的植物食品为基础，讲究种类多样，总量控制，营养均衡。

（2）偶尔吃烧烤、川湘菜等重口味食物都不是问题。但总体食物的加工基调尽量简单，请尽可能多选择煮和蒸这类的食物。

（3）在家做"厨神"时，多使用植物油脂，如橄榄油。尽量少用动物油脂及人造黄油。橄榄油沙拉能补充不饱和脂肪酸，还能补充多种维生素和膳食纤维，乃是气质女神的标配。

（4）请不要忘记每天饮用300毫升鲜奶。节日期间也要按时

补钙。奶酪、酸奶也是好零食哦。

（5）甜品尽量选取动物奶油，慎用植物奶油、起酥油、氢化植物油。

（6）用新鲜果盘代替果汁。果汁饮用不经过咀嚼，很容易一个不留神就"喝了"3个橙子。同时，果汁对小朋友的牙齿不大好，容易导致龋齿。大朋友们喝太多果汁，加上假期里海鲜、大肉吃得多，可能易引发痛风。每周吃2次鱼或者禽类食品；用新鲜水果代替甜食、蜂蜜，糕点类食品最好选用低脂或者脱脂的；脂肪占膳食总能量的最多35%，饱和脂肪酸最多占7%~8%。

（7）若平时早餐鸡蛋吃得比较多（一般一周不多于7个鸡蛋）。那么过节时因大鱼、大肉吃得多，营养不少，可以暂时减到一周2~3个。

（8）海鲜是年饭上的主菜。小型、短周期生长鱼类，其重金属含量少比较安全，一般可以放心食用。但贝类软体动物，比如扇贝、蛏子、生蚝和大型海鱼（如方头鱼、鲨鱼、旗鱼和鲭鱼和大体量体重超过100千克的、生长年限在5年以上的金枪鱼）中重金属含量较高，浅尝即止比较好。

2　保持昼夜节律

昼夜节律是生物体内具有自我调节功能、与日夜交替同步的以24小时为周期的一种生理节律系统，也就是我们所说的生物钟。生物钟可以控制和调节睡眠、觉醒、代谢、内分泌和免疫等各个方面，使人体生命活动能够有序、协同，并呈现明显的昼夜节律。研究发现，昼夜节律与肿瘤之间可能存在密切关系。长期昼夜节律紊乱会增加包括乳腺癌、卵巢癌、肺癌、胰腺癌、前列腺癌、结直肠癌、子宫内膜癌、非霍奇金淋巴瘤、骨肉瘤、白血病、头颈部鳞癌和肝癌等多种恶性肿瘤发生率。

除了节律紊乱以外,睡得少也是发胖的重要原因。女神们注意:熬夜后,就算睡到日上三竿也不是"美容觉",有可能是"致病觉"哦。还是那句话:偶尔熬夜怡情,长期熬夜伤身。

3 运动不息

运动可以改善线粒体功能,增加骨骼肌对体内多余葡萄糖的利用,改善胰岛素抵抗。简单地说,就是运动可以帮助消耗能量并调动机体潜能尽量处理多余的能量,尽量避免发展为啤酒肚、蝴蝶臂、水桶腰。

不过个人身体情况不同,到底哪些运动方式是大多数女神适宜的呢?

(1)不建议的运动方式如下。

1)长时间跳绳:特别是已经生育的女性不建议。可能导致盆底组织松弛,将来出现压力性尿失禁等可能。

2)爬楼、跑马拉松:这些运动对耐力等是很好的锻炼,但长期进行对膝盖是很大的挑战。

(2)可以考虑的运动方式如下。

1)适当负重运动:负重运动对抗的是地球对人身体的引力。负重运动并不一定是要大家"去背袋米在背上",而是指采取站立姿态做运动,比如爬山、慢跑、快步走、球类运动、跳广场舞,有助于预防骨质疏松。道理很简单,站立的同时骨骼会支撑体重,抵抗重力,每天都应坚持这样的锻炼,帮助女神们强健骨骼,预防骨质疏松。每天坚持总量30分钟即可。

2)游泳:对耐力、肺活量和体力是很好的锻炼。但是需要注意一点,游泳不是负重运动,并且对于骨骼和关节并没有特别的益处。

有的运动要秘而不宣,如盆底肌肉锻炼,又叫凯格尔运动。它可以帮助女性强健盆底组织,预防子宫脱垂、尿失禁,增加阴道弹性和促进性满足感。

4　大吃过后的罪恶交给轻断食

这里要强调一点:大吃大喝,暴饮暴食是要坚决避免的不良生活习惯。可是人非完人,偶尔破戒一回。吃多了是件难过的事,除了会胃胀、打嗝、嗳气、口气难闻、便秘以外,心里的罪恶感也是爆棚,恨不得吐出来才好。但千万不要跑到卫生间去人工催吐。大量呕吐,损耗胃液,对食管和胃肠都是沉重的打击。长此以往,还可能患上神经性厌食症。

这时可以考虑"轻断食":一周 7 天内选 5 天正常饮食,其他不连续的两天轻断食。这两天并不是完全一点食物都不吃,而是只选择一些蛋白质含量高但升糖指数低的食物,尽量避免食用高热量、高升糖指数的食物。

不过,轻断食并不是对所有人都适合。如果有消化道疾病和其他特殊疾病的人群需要谨慎。

总之,还是在吃之前不要对美食完全丧失理智,管住自己的嘴、迈开腿才是上上策。

五 有人对牛奶"过敏",还怎么愉快地补钙

牛奶是人类优质蛋白质和钙的重要来源。但是有人一喝牛奶就肚子疼、腹泻,这可咋办?

—— 喝牛奶为什么会肚子疼 ——

这是因为牛奶中一种特殊的物质——乳糖在作怪。乳糖是一种存在于哺乳动物乳汁中的双糖,在牛奶中含量一般为 1.6%~5.0%。正常情况下,乳糖会在小肠被乳糖酶分解为葡萄糖和半乳糖后吸收。可是有的人肠道中缺乏乳糖酶会发生乳糖吸收不良或者不吸收。饮用奶制品后(等同于摄入大量乳糖),未被吸收的乳糖因为高渗导致渗透性腹泻,同时肠道内乳糖被细菌发酵产生大量气体造成肠腔扩张,就会产生腹胀、腹痛、胃肠胀气、腹泻、恶心、肠鸣、呕吐等症状。这些症状常常在喝奶后 30 分钟至 2 小时内就会出现。

—— 乳糖不耐受与人种和饮食习惯、年龄有关系 ——

大多数哺乳动物断奶后,小肠绒毛产生的乳糖酶会逐渐减少而发生乳糖吸收不良。研究显示:人类在成年后乳糖酶就逐渐减少,但不同种族、地区差异很大。比如:中国人、日本人乳糖不耐受发生较为普遍,而欧洲白人发生率则只有 20%。很多学者认为乳

糖不耐受是由于世世代代不饮奶的饮食习惯导致基因突变的结果。世界上最早的奶牛饲养可以追溯到公元前12 000年的中东地区。来自欧洲、西亚、印度和部分东非地区的人群一直长期以牛乳、羊乳为重要食物，基因进化使他们成年后仍能持续产生乳糖酶。有研究发现，北欧人乳糖酶活性降到最低需要18～20年，而亚洲人断奶后3～4年乳糖酶活性就会丧失80%～90%。

对于我们来说，乳糖酶基因的作用随着时间的延长而逐渐关闭。简单地说：随着年龄增长，乳糖酶作用越来越弱，直至最后消失。因此有的人会发现："哎，以前我牛奶喝得好好的，怎么现在一喝就要拉肚子啦？"就是这个道理。

—— 乳糖不耐受，你不是孤身一人 ——

国内曾经有一个研究报道：吉林市8～12岁、13～15岁、16～19岁、20～39岁、40～60岁，以及60岁以上人群乳糖酶缺乏发生率分别达到了26.7%、33.3%、53.3%、73.3%、80.0%、86.7%。数据也许不准确，但从侧面说明，中国人中有此烦恼的人不少，还有很多人是乳糖吸收不良，没有明显症状罢了。

—— 怎么办？要和奶制品永久说"拜拜"吗 ——

奶制品富含优质蛋白质和高钙，是女性和其他高危人群防治骨质疏松的必备佳品之一。那对奶"过敏"的人怎么办？这也是门诊上朋友们最关心的问题。

1　牛奶不行，羊奶会不会好一点

羊乳营养丰富、易于吸收，并且是世界公认的最接近母乳的乳品。那牛奶不耐受的朋友是不是可以用羊奶代替呢？

不！研究表明：饮用牛乳粉乳糖吸收不良或乳糖不耐受的人

群饮用羊乳粉大多仍会乳糖不耐受,饮羊乳粉后排便次数增加,还是会出现腹痛、腹胀等症状。

② 乳糖不耐受,就一点牛奶也不能沾了

不!研究表明:健康成年人即使为乳糖不耐受者也能饮用适量牛乳粉。成年人摄入 25 克牛乳粉(含乳糖 6.25 克)后不会出现任何乳糖不耐受症状。建议可以将 25 克牛乳粉(含乳糖 5 克)配成 160 毫升牛乳饮用。并且最好能做到:分次,少量摄入,避免空腹(建议搭配面包、鸡蛋、馒头等固形食物)会比较好。

③ 酸奶可以喝吗

酸奶大家都很熟悉,也是大众喜闻乐见的美食。那么,乳糖不耐受喝酸奶可以吗?

是的!准确地说,其实应该引申为发酵乳制品都可以吃。酸奶正是发酵乳制品其中的一员。酸奶是以牛奶为原料,经过巴氏杀菌后再向牛奶中添加有益菌(发酵剂),发酵后的一种牛奶制品。有益菌中最常见的有保加利亚乳杆菌和嗜热链球菌等。酸奶经乳酸菌发酵部分乳糖已分解成乳酸,成为低乳糖食品,非常适于乳糖酶缺乏者饮用。乳糖不耐受的人即使喝较多的酸奶也不会出现腹痛、腹胀、腹泻等不适。

酸奶饮用时不必加热,但对不适应冷饮者可稍加温。实验结果表明,保存温度为 4 ℃时,酸奶的 pH 值和酸度具有较高的稳定性及较高的活性乳酸菌含量。

—— 为了自己的下一代,请不要抛弃乳制品 ——

有的朋友由于乳糖不耐受,就完全"谢绝"了奶制品,是不可取的。其实世界上很多成年人都存在乳糖吸收不良,乳糖吸收不良严格来说不是疾病。曾经有一项有趣的研究发现：如果一家人中祖父母和父母两代都不喝奶，她们的第三代儿童中出现乳糖不耐受的发生率会明显高于祖父母和父母均喝奶的家庭。开句玩笑，喝不喝奶可是会影响到后代的哦。

> **写在最后的话**
>
> 　　中华营养学会推荐首选的补钙措施就是富钙食物。而奶制品作为富钙食物的代表，建议大家不要轻易抛弃它。有乳糖不耐受的朋友可以试试发酵乳制品，或者 25 克奶粉（配成 160 毫升）分次少量摄入（最好避免空腹喝奶，可以搭配其他碳水化合物、鸡蛋等一起吃能降低出现不适的概率）。

六、当晒太阳成为"奢侈"时,怎样愉快地补充维生素 D

晒太阳有助于人体产生活性维生素 D,帮助钙的吸收。但"不可控因素"太多,阻碍我们晒太阳。当连日阴雨或冬日雾霾当道,又或是酷暑艳阳时,或者纯粹不想晒黑时,该怎么办?

── 不能晒!怎么办?吃 ──

1 膳食来源

多数天然食物不含有维生素 D,能够补充维生素 D 的食物比较有限。含有维生素 D 的食物主要有鱼油(包括鳕鱼肝油)、强化维生素 D 的牛奶、谷物和面包。

2 维生素 D 的补充剂

靠食物无法获得足够量时,口服维生素 D 补充剂是获得维生素 D 较为靠谱的方法。

目前市面上很多钙补充剂中加入了维生素 D,在选择补充剂种类时要注意这点。

── 每天需要补充多少维生素 D ──

根据 2013 版中国居民膳食营养素参考摄入量建议,成人推荐维生素 D 每日摄入量为 400 国际单位,65 岁以上推荐维生素 D 每日摄入量为 600 国际单位,比较适合普遍中国正常成年人群预防骨质疏松症。

七 一种对女性友好的食用油了解一下

── 从张骞出使西域开始讲起 ──

史书记载：公元前138年，汉武帝派张骞出使西域，丝绸之路至此出现，西域文明与物产也随之汇流到中原。

据记载，公元前126年，张骞回到汉朝，途经大宛国（也就是今天的乌兹别克斯坦费尔干纳盆地）发现了一种神奇的种子——亚麻籽。传说当时汉武帝恰好得了风疹瘙痒难忍，太医束手无策。于是抱着死马当作活马医的想法，汉武帝连续吃了2个月亚麻籽，谁知风疹居然痊愈。于是龙颜大悦，汉武帝特批在匈奴聚集的地区大面积推广栽种，因此亚麻又被称为"胡麻"。目前我国的亚麻籽产区主要集中在内蒙古、甘肃、宁夏、河北、新疆等地区。

── 亚麻究竟是个啥 ──

亚麻属于亚麻科亚麻属，最早是作为一种常见的油料作物被人们认识和使用。亚麻籽就是亚麻的种子。人类使用亚麻的历史非常悠久，最早可以追溯到石器时代。在埃及法老墓中就发现亚麻作为裹尸布包裹在木乃伊身上。这又为亚麻和亚麻籽增添了神秘的色彩。近年来，更是有研究将亚麻籽称为"超级食物"。本节我们想和大家聊聊亚麻籽和亚麻籽油。

亚麻籽油是从亚麻籽中制取出来的油脂，因为富含不饱和脂肪酸（亚油酸和 α-亚麻酸）具有很高的营养价值。亚麻籽中含有的主要营养成分如下。

1 α-亚麻酸

α-亚麻酸是人体必需但自身不能合成的营养素，只能依靠外界摄入，是维持身体正常生理功能和生长发育的必需脂肪酸。

2 亚油酸

人体不能合成亚油酸，或合成的量远不能满足自身需要。属于必需脂肪酸。亚油酸与胆固醇结合后，能降低血液胆固醇，预防动脉粥样硬化。

3 丰富的膳食纤维

亚麻籽富含膳食纤维和亚麻籽胶，可以延缓胃排空，减慢淀粉在小肠中的消化吸收速度，稳定血糖，维持肠道菌群，治疗便秘。

4 木酚素

木酚素是一种植物雌激素，在所有植物种子中都有，但在亚麻籽皮中的含量尤其高。对减轻更年期女性更年期反应有一定效果。

亚麻籽或亚麻籽油应该怎么用

由于亚麻籽油含有高浓度的 α-亚麻酸，遇热稳定性较差，容易发生氧化反应，因此建议选购冷榨产品，营养成分保存比较完好。同理，高温煎炒也会破坏其有效营养成分。亚麻籽油用于凉拌或做汤比较好。

全颗粒亚麻籽营养成分更全。木酚素、亚麻籽胶和膳食纤维分布在亚麻籽皮上，由于很多亚麻籽油在生产时预先进行了脱皮，如果只食用亚麻籽油，预防便秘和改善更年期反应的效果可能欠佳。

PART 07

肿瘤预防

一 警惕妇科肿瘤的早期信号

先和大家聊一聊肿瘤预防。有一些来自身体的信号是不能忽略的。如果我们有所警惕,早一点就诊,也许可以早一点发现肿瘤的萌芽,给自己一点治疗的主动时机。

妇科肿瘤有可能会出现哪些相关信号呢?

1 出现异常肿物

关键词:外阴癌、卵巢癌、子宫肌瘤。

(1) 通常最容易发现的是位于或接近体表器官的肿瘤,如外阴癌。外阴癌一般较少见,好发于绝经期妇女,只占妇科恶性肿瘤发病率的4%。不过如果在外阴已经看到或摸到明显的肿块,多半已经发展至肿瘤晚期。

(2) 对于长在盆腔内的其他妇科脏器,如卵巢、子宫、输卵管的肿块,就不是那么容易摸到了。比如卵巢,正常生育年龄女性的卵巢大小为4厘米×3厘米×1厘米,重5~6克。一般40岁以后卵巢功能衰退至绝经后,卵巢逐渐萎缩会变得更小、更硬,再加上卵巢深深地藏在盆腔深处,故卵巢上的早期病变有时较难发现。一旦出现症状多数是晚期,应该高度警惕。每年定期妇科体检,借助妇科双合诊和盆腔超声等手段筛查。

子宫肌瘤是女性生殖器官中最常见的良性肿瘤。常见于30~50岁的女性。子宫肌瘤多数没有明显症状,很多人可能都是通过体检才意外发现它的存在。但也有个别患者很长时间都没有做妇科体检,结果是发现子宫上长了较大的肌瘤。门诊上也常常遇到一些患者来就诊是因为她们平卧时在自己的腹部摸到了硬块而发现了子宫肌瘤。这种肌瘤一般已经长到5~6厘米才容易在体表触及。子宫肌瘤虽然是良性肿瘤,但也不是100%不会恶变。例如,子宫肌瘤有不到1%概率可能恶变为子宫肉瘤,这种恶变多发生在年龄较大的女性。绝经后女性出现肌瘤增大就应该警惕肌瘤可能发生了恶变。因此,即使是绝经后也要定期体检,认为绝经后子宫肌瘤一定会缩小是不对的。

2 阴道分泌物异常

关键词:宫颈癌、子宫内膜癌、输卵管癌。

(1)宫颈癌:最为常见的妇科恶性肿瘤之一。早期宫颈癌可能没有明显症状,但是病变发展后,有的宫颈癌可能出现阴道排液的现象,可能是白色的或是血性的,一般比较稀薄。如果癌组织有感染或坏死,还可能出现大量脓性恶臭白带。近40年以来,我国由于广泛开展了宫颈细胞学的筛查,使宫颈癌和癌前病变得以早期发现和治疗。要想早期发现宫颈癌还是要定期妇科体检,做好宫颈细胞学检查如宫颈脱落细胞学检查(TCT)或宫颈液基细胞学检查(LCT)和人乳头状瘤病毒(HPV)检查。

(2)子宫内膜癌:子宫内膜癌是发生于子宫内膜的恶性肿瘤,占女性生殖道恶性肿瘤发病率的20%~30%。由于子宫内膜癌中绝大多数以腺癌为常见,恶变的腺体可能在子宫腔内产生大量分泌物,加上组织坏死后感染出血,患者主要表现为阴道排出血性液体。

(3)输卵管癌:是较为少见的妇科恶性肿瘤,约占女性生殖道肿瘤的0.5%。发病高峰为年龄50~60岁的更年期和绝经后期。

阴道排液是输卵管癌的常见症状。阴道排液后常会感到腹痛减轻。

③ 异常阴道流血

关键词：宫颈癌、子宫内膜癌、输卵管癌、卵巢癌。

大家一定看出来了，异常阴道流血可是个"老熟人"，妇科肿瘤无论出现在哪个部位都可以出现异常的阴道流血。哪些症状比较常见呢？

（1）月经改变：当女性患子宫肌瘤、子宫内膜癌、子宫肉瘤、绒毛膜癌、卵巢癌等疾病时，也可能出现月经异常，比如月经量过多、周期紊乱、月经持续时间延长等。

（2）接触性出血：比如在性生活后或妇科检查后出现阴道流血，尤其要警惕宫颈癌可能。

（3）绝经后阴道流血：在闭经未满1年的更年期，由于卵巢可能还有一些剩余卵泡发育，偶尔可能还会出现月经来潮的情况。但是如果是在闭经1年后，一般就进入了绝经后期，不该再出现任何形式的阴道流血（包括阴道分泌物夹杂血丝、同房后出血、排便后出血等）。此时如出现阴道流血，要警惕子宫内膜癌、宫颈癌等。

④ 腹痛、腹胀、大小便改变

关键词：卵巢癌、宫颈癌等。

几乎所有的妇科肿瘤到了晚期都可能会有腹痛、腹胀、大小便改变等全身症状。

女性生殖道肿瘤如果扩散到大网膜、腹腔等，可能出现腹痛或大量腹腔积液，引起腹胀，腹部变大。门诊上不止一次看到卵巢癌患者肚子里腹腔积液、肚子变大被患者误认为自己"变胖了"的实例。肿瘤压迫或侵犯膀胱和直肠可引起尿频、排尿困难、大便干燥、便秘等。

> **写在最后的话**
>
> 平时的自我观察和每年一次的定期妇科体检,可以在很大程度上保护女性健康。

二、绝经后又来"月经",是重返青春吗

门诊上经常遇到患者到了更年期将阴道流血误认为"月经"的案例,下面给大家介绍一下相关内容。

什么叫绝经

在医学上,40岁之后,月经停止来潮满1年后才叫做绝经。围绝经期是指从卵巢功能开始衰退开始,标志事件是10个月内出现2次月经周期变化≥7天,到绝经后1年结束。围绝经期俗称更年期。

绝经期和围绝经期的区别,用一句话概括就是围绝经期可能还有月经,不过可能不像以前每月来一次,而是可能1~2个月才来一次或者时间间隔更长。绝经后不应该再有任何形式的阴道流血,哪怕是一点点咖啡色样的少量出血。

什么是绝经后阴道出血

绝经后阴道出血是指女性绝经后出现的各种形式的阴道出血,比如阴道不规律少量出血、白带有血丝、接触性出血,少数患者有大出血,等等。绝经以后出现阴道流血怎么办?当然是尽快就诊。绝经后阴道流血可能是由于以下几种情况。

(1)老年性阴道炎(萎缩性阴道炎):绝经后雌激素水平下降,

容易出现老年性阴道炎,表现为阴道黏膜变薄,阴道内有益菌减少。阴道黏膜容易出现充血破溃,可能就会出现少量的阴道流血。患者可能会出现阴道的瘙痒不适。

应对:治疗阴道炎症,调节阴道菌群。

(2)宫颈炎症、宫颈息肉:宫颈由于炎症刺激出现宫颈息肉也会引起阴道流血。患者可以没有任何感觉,也有可能在同房后出现阴道流血的症状。

应对:摘除宫颈息肉,保护阴道黏膜。

(3)宫颈癌:宫颈癌是妇科常见的恶性肿瘤,随着近年来我国步入老龄化阶段,老年宫颈癌发生例数也明显增加。文献报道:35～39岁和60～64岁是宫颈癌的发病年龄高峰。一些绝经期妇女由于缺少宫颈病变普查意识,对临床体征异常缺少警惕,未能及时就诊,以致出现很多患者发现时已经属于中晚期癌,有的已丧失了手术机会,有的即使手术了但生存时间也不长。有研究发现,不规律阴道出血是绝经后妇女宫颈癌的首发临床表现。

应对:警惕绝经后阴道流血和定期检查宫颈细胞学检查(LCT或TCT)配合HPV筛查十分必要。

(4)子宫内膜增生、内膜息肉和内膜癌:引起出血的良性病变还有子宫内膜增生、子宫内膜息肉等。但有研究指出绝经后子宫出血的患者,其诊刮病理显示,有18%的患者为子宫内膜癌。

应对:监测子宫内膜厚度和子宫内膜病理监测显得尤为重要。以往多采取诊刮的手术方式,患者有一定痛苦和恐惧。近年出现了采用子宫内膜细胞吸取式采样的新技术,不那么疼了。

(5)卵巢或输卵管恶性肿瘤:卵巢癌早期诊断非常困难,大部分卵巢癌在确诊时已属晚期。卵巢癌引起阴道出血的原因可能为卵巢肿瘤组织产生雌激素使子宫内膜增生或者卵巢癌已经转移至子宫及阴道。

输卵管肿瘤比较少见,但近年来呈现出年轻化趋势。很多患者早期并没有明显症状。阴道排液(有时候可以出现血性液体)、盆腔肿块和下腹疼痛是输卵管恶性肿瘤的"三联征"。

应对:除了做好自我观察以外,每年定期做妇科彩超检查是非常必要的。尤其是既往有卵巢囊肿病史的、绝经后彩超显示卵巢大小仍与生育期女性卵巢大小接近的、晚绝经的、未生育和哺乳的患者都应该定期体检。

写在最后的话

绝经后阴道出血可轻可重,可能与老年女性恶性肿瘤的相关,绝经年限越长,恶性肿瘤的发生率越高,年龄越大,越要提高恶性肿瘤发生的警惕性,降低恶性肿瘤的发生率。

三 预防卵巢癌，如果亲属有这些疾病要当心

更年期是多事之秋

目前，更年期女性健康可能遭遇来自肿瘤、心脑血管疾病、骨质疏松症等多方面的压力，可谓是多事之秋。

卵巢癌，静静的杀手

卵巢癌严重危害女性健康，发病率居女性生殖系统癌症的第三位（前两位依次为子宫颈癌、子宫体癌）。卵巢癌早期发现比较困难。常有一些患者在确诊时已属于晚期。这是由于卵巢像一个喜欢"捉迷藏"的小朋友，位于盆腔的深处，位置比较隐蔽。而且卵巢病变由良性转为恶性期间的潜伏期长短不定，它以突发性发现癌变比较常见，较难预见。现有筛查办法效率不高。

警惕卵巢癌：高危人群识别很重要

卵巢癌发病原因目前仍未明确。25％的卵巢癌可能与遗传有关。如果家族中亲属有以下情况的就属于高危人群范畴。

（1）有肿瘤遗传家族史。

（2）已知的 $BRCA1/2$ 基因突变的携带者：普通人群卵巢癌发病风险约为1％。$BRCA1$ 基因突变患者患卵巢癌风险上升至

40%；BRCA2 基因突变患者患卵巢癌风险上升至 11%～18%。

（3）家族中有 2 名以上成员发生卵巢癌和（或）乳腺癌。

（4）特别是家族中有亲属在 40 岁前诊断为乳腺癌、乳腺癌和卵巢癌的重复癌、双侧性乳腺癌、男性亲属乳腺癌。

哪些人应该定期进行卵巢癌筛查

（1）上文中已经提到的卵巢癌高危人群。

（2）已经出现了一些早期症状需要排除卵巢癌可能的，比如出现腹痛或腹胀、便秘、泌尿系统症状、背痛或疲劳、食欲减退等不典型症状。

（3）子宫内膜异位症患者，更年期还应警惕恶变。有研究曾表示，内膜异位症患者，未手术者患卵巢癌风险约为普通人的 3.2 倍，接受手术者风险约为 1.6 倍。如果患者的"巧克力囊肿"在 45 岁以后继续变大；已经绝经的患者囊肿不见缩小或反而增大；10 厘米以上的大"巧克力囊肿"；超声或 MRI 等检查发现囊壁出现实性改变、血流供应丰富或者腹痛节律出现改变等情况出现的都应高度警惕病灶恶变可能。

以上这些特定人群，建议每 6～12 个月进行一次阴道超声和血清学肿瘤标志物的筛查。

对于没有家族遗传史和高危因素的普通人群，目前多数指南并不建议常规做卵巢癌筛查，而只是需要每年常规进行妇科体检。

四 内膜癌离我们究竟有多远

门诊常常有患者因为"阴道流血淋漓不尽"来就诊。很多患者经过诊断发现子宫内膜出了问题。那么，子宫内膜上的病变究竟是怎么回事？子宫内膜增生到底要紧吗？会发展成癌吗？

—— 子宫内膜是什么 ——

子宫是个空腔器官，位于女性的腹腔内，是孕育胎儿生长发育的器官。子宫腔内有一层内膜层，绝经前每个月子宫内膜会在女性激素的作用下有规律地增生、脱落，从而形成月经。

—— 子宫内膜病变是怎么回事 ——

子宫内膜病变就是发生在子宫内膜上的疾病，包括子宫内膜增生症和子宫内膜癌等。

子宫内膜增生症是由子宫内膜腺体异常增生，导致月经失调、不孕不育、大出血、贫血。长期不治疗可能有一定的概率进展为子宫内膜癌。应当高度重视。

子宫内膜癌是发生在子宫内膜的恶性肿瘤，好发于更年期和绝经期，多见于未婚未产、排卵障碍的内分泌异常疾病（如多囊卵巢综合征）、肥胖伴高血压及糖尿病的妇女。但其真正发病原因仍未研究清楚。目前，我国每年有接近 7 万人患子宫内膜癌，仅次于宫颈癌，位列妇科恶性肿瘤第二位。北上广等一线城市中，子宫内膜癌的发病率还超过了宫颈癌。

哪些情况提示子宫内膜病变

出现以下情况，应该及时到医院就诊。

（1）月经变得不规律：不论是月经周期、经量。与平时一贯的情况不一样，并且不只发生一次，而是连续或间断发生类似情况。

（2）月经间期出血：比如某月已经来过月经，刚结束过了几天又出现了阴道流血。

（3）月经周期第5～7天做超声，显示子宫内膜不均匀或增厚或有异常占位。

（4）出现阴道排液。

（5）绝经后妇女又出现了阴道流血。

（6）有子宫内膜癌高危因素的人群。如有子宫内膜癌家族史、肥胖、糖尿病、乳腺癌患者服用他莫昔芬等。这部分患者应该定期进行妇科体检。

如果有以上情况的患者不要掉以轻心，应该及时到医院就诊，在医生的指导下进行进一步检查，比如诊断性刮宫及严密随访。

PART 08

避孕节育

一 绝经了，节育环到底需不需要取出来

—— 遗忘的节育器怎么成了"利器" ——

郑阿姨，64岁，绝经10年了。这两年来总是觉得右侧下腹部靠近大腿处疼痛。到医院查了两次，外科怀疑是腹股沟疝（疝气）。于是住院准备手术，离奇的是手术中还发现一枚节育环穿到了阑尾和腹膜黏连在一起。郑阿姨后来才想起来，20多年前确实放了节育环，可是后来自己忘记了。谁知道节育器居然穿出子宫移位到阑尾，也穿孔了。

—— 节育器是避孕好方法，但该取出时就应取出 ——

安置宫内节育器是避孕节育的主要方法。操作简单、经济、安全长效、对再次生育无影响都是宫内节育器的优点，所以作为一种长效避孕工具广泛应用于我国育龄期妇女。

更年期门诊上常常有患者问："医生，我绝经了。'环'放了20年了，不取不要紧吧？又不痛又不痒的，就让它在里面好了。"

医生提示："一般女性停经后6～12个月建议取环。"

—— 绝经后节育器滞留可能有哪些危害 ——

绝经后一定要把"环"取出吗？能不能不取就让它在里面好

了？留在里面的环会不会造成危害？答案是当然会。

（1）可能引起或加重更年期妇女腰部疼痛。更年期子宫开始缩小，节育环体积却没有变化，它与子宫的接触面积增加，对子宫壁压力增大，会引起或加重腰部疼痛或不适感。

（2）有些节育器带有尾丝。过期滞留后，遗留在宫颈外的尾丝可能增加细菌感染的风险。细菌沿尾丝上行引起妇科炎症的概率会增加。

（3）更年期妇女生殖器官萎缩、节育环老化，易发生嵌顿、断裂、取环困难。

（4）极少见的情况下甚至会出现节育器移位到膀胱、输尿管、结肠、腹壁。当然这种发生率是蛮低的，为（0.05～1.3）/1 000 人。

（5）一些节育器中带有金属成分。如果万一出现某些疾病需要进行磁共振成像检查（MRI），体内滞留的节育器会对患者造成移位伤害。绝经后节育器滞留的时间越长，随着子宫逐渐地萎缩，发生嵌顿和移位的可能性就会越大。

绝经后取环痛不痛

心里其实知道应该把过期的节育器取出来，可是"怕疼"阻碍了很多人的脚步。其实，节育器取出时的不适或疼痛感，取决于宫颈扩张的难易度和环是否发生了嵌顿、断裂、移位等。

医生建议如下。

（1）一般如果在节育器正常使用年限内或在绝经后 6～12 个月及时取出，医生的操作难度会大大降低。疼痛感也会小很多。

（2）如果实在胆子很小，可以请医生评估身体状况，在排除禁忌证的情况下可以选择注射麻醉剂的"无痛取环"。

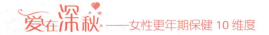

> **写在最后的话**
>
> 绝经后,体内放置的节育器应该及时取出。最迟应该在停经后 6~12 个月及时取出。

二 男性、女性能"生"到多少岁

几年前,山东有位 67 岁超高龄女性自然受孕产子的消息刷爆了网络。更年期怀孕的人,体内都有一个艰苦卓绝、勇于奋斗的"模范"卵子。男性和女性能"生"到多少岁呢?

男性能"生"到几岁

男性的生育能力可以说是具有宇宙大爆炸一样的能量。根据现有的记载:世界上年龄最小的爸爸是个墨西哥的 11 岁小男孩。世界上最年长的爸爸是个 94 岁的印度老大爷。其实男性生育力与很多因素相关,如年龄、膳食、吸烟、饮酒、睡眠、体重、运动、炎症、遗传,等等。在生育过程中,对男性的年龄应引起关注,随着年龄增长,精液的量、前向活动力、正常形态率呈下降趋势,精子凋亡比例增加,DNA 完整的精子比例降低。也就是说,男性生育能力会随着年龄增长有所减退,但并不会完全丧失,如果平时保健做得好,可能终身都会拥有生育能力(但是否能生出健康的孩子有待验证)。这位印度老大爷就是明证。

女性能"生"到几岁

女性 35 岁后,卵巢储备功能下降明显。打个比方:女性在出生时,她的卵子数量可能有 100 万~200 万个;38 岁左右开始加速下降；48～52岁左右绝经，丧失生育力。近几十年，中国处于绝经过渡期及绝经后期的妇女总数不断增加，目前已经约有2亿。

一般来说绝经后就不会再排卵怀孕，但也有"个例"。绝经后卵巢的状态各有不同。少数人卵巢中可能还残存了少量"惰性"卵泡。在外力激发下，这些"惰性"卵泡极少情况下可能发育排卵，但即使怀孕成功，产子的也很少。这时候怀孕，就只有在"矮子里选将军"了。染色体异常、胎儿畸形、宫外孕、葡萄胎的发生率都会增加。从生殖健康角度出发，对于无生育要求的更年期妇女采取避孕措施也是十分必要的。对于更年期女性，卵巢功能只是下降，并不意味着卵巢就完全退休了。如果不做好避孕措施，意外怀孕真的不是"意外"哦。

因此：更年期继续避孕是必要的，建议全程使用避孕套、宫内节育器、结扎、避孕针等避孕方式。

更年期应该坚持避孕到多久呢

应坚持避孕至绝经，也就是说最好至完全闭经后一年，至少也要避孕到停经半年。更年期女性取环后可以采用比较方便的避孕套。而口服避孕药由于可能增加血栓等风险，对于更年期女性并不适用。更多避孕方式，可以到计划生育科进行专科咨询。

三 更年期哪种避孕方式更合适

安全期：不安全

更年期妇女月经周期紊乱，经期延长或缩短，经量过多或过少，可发生间断性少量阴道流血，更加不能准确预测排卵期，可靠性差。更年期妇女不推荐安全期避孕。

屏障避孕：靠谱

屏障避孕包括男用安全套、女用安全套、宫颈帽、阴道隔膜、杀精剂等。

安全套是唯一能预防包括艾滋病在内的大多数性传播疾病的避孕方法，而且对引起宫颈癌的HPV病毒也有一定的屏障作用。正确使用时，避孕效果一般可以保持在95％以上。

节育环：靠谱

宫内节育器（也就是我们常说的节育环）是一种高效、长效、可逆的避孕方法，避孕效果可以达到90％以上。它适用范围广，不受年龄、吸烟、高血压等内科疾病的限制。含铜宫内节育器还可用于紧急避孕，更适合于愿继续以宫内节育器作为避孕而无禁忌证者。另外，目前还有一种运用已经很广泛的药物缓释节育环：炔诺孕酮宫内节育系统。它的避孕效果更高,而且同时可以用于治疗缓解痛经、子宫腺肌症、月经过多等。

更年期女性要注意:随着绝经时间延长,生殖器官萎缩逐渐明显。由于宫颈容受性下降、宫颈或宫腔粘连,宫颈扩张困难或需要粘连分离后才能取出;有时需要在超声波引导下或宫腔镜下反复多次手术,容易出现取器困难。可能容易出现环的嵌顿、断裂甚至残留。宫内节育器最迟应在绝经后1年内取出较为合适。

新一代短效口服避孕药:靠谱但不推荐

新一代短效口服避孕药优点很多。如高效避孕效果,接近98%,失败率低;易于服用,1个月需要连续服用21天或者每天服用(不能漏服),周期控制好;能调节月经周期;缓解痛经,治疗子宫内膜异位症;预防盆腔炎性疾病;降低卵巢癌和子宫内膜癌风险。

新一代短效口服避孕药虽然靠谱,但长期使用前需要专业医生评估。有一些女性不宜采用这种方法,如吸烟女性,哺乳期女性,有高血压、糖尿病、血栓(如深静脉血栓、肺栓塞、脑梗死)等心血管疾病史,偏头痛、乳腺癌、急性或暴发性病毒性肝炎、重度失代偿性肝硬化、肝细胞性腺瘤、恶性肝脏肿瘤等病史。有不规律阴道流血的患者,需要明确病因后评估是否可以使用。

注意:这里所说的口服避孕药是指需要每天服用的低剂量新一代药物,不是那种临时口服的紧急避孕药或每月只要服用一次的避孕药。这两种在药物类型和剂量上有很大区别。紧急避孕药的有效性约为80%,低于常规避孕方法,不宜作为常规避孕方法,对更年期女性不适合使用。由于年龄增长带来的血栓风险增加,更年期女性不推荐常规使用短效避孕药避孕。

结扎：靠谱且决绝

结扎适用于全年龄段后期不考虑生育的人。只要没有严重的身体疾病，没有麻醉和手术禁忌证的人都可以。男女都可以。但如果后期变卦就只能再次手术复通或借助辅助生殖技术。

不过对于更年期的夫妇，没有生育要求，这也是一种安全、有效、不影响内分泌功能和性感体验的选择。只是单纯为了避孕去专门做结扎手术，不是很推荐，可以在做其他妇科手术的同时，顺带结扎或者切除输卵管。除了避孕，结扎还能有效减少上皮性卵巢癌的风险。

> **写在最后的话**
>
> 更年期女性应坚持避孕至绝经，最好至完全闭经后1年。

PART
09

婚姻与家庭

一 更年期家庭,需要双向奔赴

有这样一封信,是更年期的妻子写给丈夫的。

老彭:

　　我心里有一些话已经放了很久,想和你聊一聊。还记得我们第一次见面吗?那时我26岁,你28岁,咱们颇有一见钟情的感觉。后来我们组成了小家庭,买了房子,有了可爱的儿子。这些年来,我们信守一起变老的初衷,平淡而幸福。

　　但五年前生活发生了改变。你因为工作需要常常外派出京。儿子的作业辅导、父母病痛上医院,你都帮不上忙。家里的担子有时候压得我喘不过气来,可是我只能硬撑着。

　　这两年来,我觉得我自己不像以前了。刚开始月经量好像没以前多了,但还能准时来。后来慢慢地月经常常提前,有时候间隔25天就来一次。一年前开始又变成2、3个月才来一次。现在遇到点事就容易着急上火,声调不自觉得高了。有时候吼了你和儿子自己也很后悔。但是火气一蹿上来,我又控制不住。我不像同事大姐那样老爱出汗,但夜里也无法睡整觉。入睡还好,但每到半夜常会自己醒来。有时我故作淡定地合眼继续睡。脑子里却像放电影一样会把这几天发生的事过一遍。白天起来黑眼圈、疲倦感、胸闷、心慌。晚上就是睡不着啊。我想起好久没有安排体检。结果一查还真有问题：骨密度提示骨质减少，怪不得最近老觉得腰背疼痛；血脂也异常了，特别是低密度脂蛋白高起来了，医生说这是动脉粥样硬化的高危因素。我就有点着急了。

老彭，我可能到"更年期"了。我想好了，你和儿子是我最亲的人，我不能把自己的不适和病痛，通过那种影响家庭气氛的形式转嫁出来，我要改变现有的状况。医生说："更年期是每个女性都会经历的人生阶段"，我所表现出来的焦虑、烦躁、易怒并不是因为我不再爱你和儿子，而是体内雌激素的缺乏和家庭、事业的压力没有得到很好的疏导造成的。

医生给我配了药，我会积极配合治疗，相信一定会有所缓解。不过，可能不会这么快，所以如果我偶尔发发小脾气，希望你还能像以前一样包容我、爱护我。老彭，我们一起过了半辈子。希望我们也能像以前一样携手走过以后的日子。

爱你的云

医生寄语：男性更应该正确认识更年期

曾有研究调查更年期女性配偶对相关知识的认知状况，发现基础知识知晓率为41.9%，营养与饮食知识知晓率为42.55%，性激素使用知识知晓率为30.0%，健康保健知识知晓率为35.0%。总体水平不高。

以往我们一直宣教：女性应该正确认识更年期。现在我们认为男性也应该正确认识更年期。女性更年期所带来的问题不仅仅是女性自身的不适和病痛，还影响家庭、感情。这已经不单单是一个医学问题,而更像是一个社会-心理-医学多维度的问题。女性更年期需要医生为她们在身心健康上保驾护航,但更需要丈夫、孩子等家人的理解和温暖。有一位大叔曾经和我说:"我已经很包容她了。她在家里看谁也不顺眼,别人做什么事,她都不满意。我又不和她吵。我就自己出去呗。我躲不行吗?"在我看来,这位大叔的做法,美其名曰"不和对方吵""躲出去"。其实比两人"你一言我一句"还不靠谱。这不是包容,而是冷暴力。家庭中的一方已经处于失控的边缘,另一方如果没有试图稳定,反而漠视和嫌弃,必将加重女方的愤怒,使家庭关系进一步陷入冰点。

真正的理解和温暖,是妻子失态时的退让和软语,是她不适时的关心和陪伴,是"挤时间"陪同妻子就诊,是主动分担家务,是时不时地送小礼物和制造二人世界。

二 救救沦陷在更年期的婚姻

— 诊室故事 —

肖女士来就诊。一见面就给人很干练的感觉。她告诉我:"近一年来常感到烦躁,易怒。特别是对家里人,尤其不耐烦。老公做什么事,很难合自己心意。两人一言不合常常争吵。例如:感觉买的菜不够新鲜了,吵架;水龙头忘了关,吵架;孩子开家长会,为'谁去开会',吵架;今天在单位受了气,回家吵架。吵来吵去,现在老公在家变得不大说话。儿子住校后,感觉都没人说话了。"

— 更年期是个"心烦"的时期 —

肖女士今年52岁。月经已经一年多没来了,应该是进入了绝经期。在这个时期,由于卵巢功能衰退,雌激素产量不足,女性会出现情绪和身体上的很多不适,特别是有时候情绪变化会特别明显。

1 脾气不好的原因

很多人都用"你是不是到更年期"这句话怼过焦虑的妈妈、暴躁的爱人。如果你看到一位中年妇女正在发飙,是不是也会想"她一定到更年期了"。诊室里就诊的患者常常这样描述自己:"我最近很烦,看到谁都不顺眼,我肯定是更年期了。"似乎大家都觉得烦躁、易怒、不讲道理是更年期的标签。"胡乱怼人、一点就炸"确实代表着一种焦虑状态。焦虑其实是人类的一种情感障碍的表现,也是大脑的对抗危机的一种积极的保护性行为。更年期女性出现焦虑状态的原因主要有:①卵巢功能下降后,女性激素的剧烈波动常常引起疲乏、情绪波动、性生活有问题、潮热出汗、头痛、骨关节痛、失眠等不适。②同时躯体疾病(比如血脂异常、高血压、肥胖)也逐渐发作。③再加上40~50岁女性开始出现月经变化(如不规律、淋漓不尽、停经等)会使一些人在心理上感到"猝不及防"。似乎还没做好准备怎么就要老去了。而她们中很多人还肩负着生活和工作压力。如果再遇到负性生活事件(如离婚、丧偶、亲人病故、退休)等不开心的事情不愿与他人沟通疏导,发生焦虑症状的可能性就较大。

② 雌激素不当背锅侠

更年期是每个女性都会经历的人生阶段,但焦虑症状也不是每个更年期女性都会发生。很多时候焦虑症状也并不等于焦虑症。更年期妇女焦虑症状发生,不单纯是因为雌激素缺乏等生物因素引起,而同时有社会心理因素的原因。也就是说,更年期以前就脾气不好的人,更年期可能会变本加厉;而原本就善于坐看云舒云卷的温和女性,在更年期也不是一定会变焦虑。

—— 测一测你的情绪 ——

给大家介绍两个简单易操作的自测问卷。可以进行简单的自我评价。

1 焦虑自评量表

焦虑自评量表(表9-1)评分方法:评定结束后,把项目中的各项分数相加,即得总粗分。粗分乘以 1.25 以后取整数部分＝标准分。

分数越高,表示这方面的症状越严重。一般来说,焦虑总分低于 50 分者为正常;50～59 者为轻度,60～69 者是中度,69 以上者是重度焦虑。一般来说如果得分超过 50 分,需要就诊。

表 9-1 焦虑自评量表

项　　目	偶/无	有时	经常	持续
我觉得比平时容易紧张和着急	1	2	3	4
我无缘无故地感到害怕	1	2	3	4
我容易心里烦乱或觉得惊恐	1	2	3	4
我觉得我可能将要发疯	1	2	3	4
我觉得一切都很好,也不会发生什么不幸	4	3	2	1
我手脚发抖、打颤	1	2	3	4
我因为头痛、头颈痛和背痛而苦恼	1	2	3	4
我觉得衰弱和疲乏	1	2	3	4
我觉得心平气和,并且容易安静坐着	4	3	2	1
我觉得心跳得很快	1	2	3	4
我因为一阵阵头晕而苦恼	1	2	3	4
我有晕倒发作或觉得要晕倒似的	1	2	3	4
我呼气、吸气都感到很容易	4	3	2	1
我手脚麻木和刺痛	1	2	3	4
我因为胃痛和消化不良而苦恼	1	2	3	4

续 表

项目	偶/无	有时	经常	持续
我常常要小便	1	2	3	4
我的手常常是干燥温暖的	4	3	2	1
我脸红发热	1	2	3	4
我容易入睡并且睡得很好	4	3	2	1
我做噩梦	1	2	3	4

2 抑郁自评量表

抑郁自评量表(表9-2)评分方法：评定结束后，把20个项目中的各项分数相加，即得总粗分。粗分乘以1.25后取整数部分＝标准分。抑郁自评量表标准分的分界值为53分，其中53～62分为轻度抑郁，63～72分为中度抑郁，73分以上为重度抑郁。一般来说如果得分超过50分，需要就诊。如果自测分数超过自测范围或接近正常范围上限，最好可以考虑心理科就诊。

表9-2 抑郁自评量表

项目	偶有	有时	经常	持续
我觉得闷闷不乐、情绪低沉	1	2	3	4
我觉得一天之中早晨最好	4	3	2	1
我一阵阵哭出来或想哭	1	2	3	4
我晚上睡眠不好	1	2	3	4
我吃得跟平常一样多	4	3	2	1

续表

项目	偶有	有时	经常	持续
我与异性密切接触时和以往一样感到愉快	4	3	2	1
我发觉我的体重在下降	1	2	3	4
我有便秘的苦恼	1	2	3	4
我的心跳比平时快	1	2	3	4
我无缘无故地感到疲乏	1	2	3	4
我的头脑跟平常一样清楚	4	3	2	1
我觉得经常做的事情并没困难	4	3	2	1
我觉得不安而平静不下来	1	2	3	4
我对将来抱有希望	4	3	2	1
我比平常容易生气激动	1	2	3	4
我觉得作出决定是容易的	4	3	2	1
我觉得自己是个有用的人,有人需要我	4	3	2	1
我的生活过得很有意思	4	3	2	1
我认为如果我死了别人会生活得更好些	1	2	3	4
平常感兴趣的事,我仍然照样感兴趣	4	3	2	1

相信大多数人自测后应该还在正常得分范围。但这不表示你一点问题都没有,是不是还继续这样和家人吵下去? 当然不行!

应该时刻记住一点:家是我们休息的港湾。家人是我们最亲的依靠。如果一味把家人当"出气筒""垃圾桶",越吵越心冷,越吵越无话。时间长了,家也就不是家了。这时候,不能一厢情愿地要求家人一味地迁就自己："我就是更年期了,更年期脾气不好是正常的呀。"有句俗语:久病床前无孝子,更何况是夫妻。再好的感情也抵不住长时间地争吵、冷战。

── 我们需要自我救赎 ──

（1）摆正心态,获得家人的谅解与支持:不妨和家人开诚布公地谈谈,说出自己的烦恼和病痛。但还要向家人保证自己也会努力想办法改变目前的不良情况。

（2）妇产科医生也许能帮上忙。卵巢功能下降后,女性激素的剧烈波动常常引起疲乏、情绪波动、性生活有问题、潮热出汗、头痛、骨关节痛、失眠等不适。这些也是造成更年期不良情绪的主要原因之一。排除禁忌证后,使用绝经激素治疗,可以有效缓解这些不适症状。提高睡眠质量。

（3）为自己,活出精彩。更年期女性扮演着多种社会角色:妈妈,妻子,单位的骨干,父母的女儿,媳妇。很多人前几十年一直在为家奉献,为别人而活。现在,孩子也大了,应该多为自己想想了。如果能够培养一些业余爱好,常常出去走走散心。换种活法,你会觉得生活好像可以更加精彩。

（4）如果上面这些招对你作用都不大,还是建议找心理科医生试试看。千万不要觉得自己去看心理科会不会被人认为是"精神有问题"。现在人们对心理问题很多都持开放和宽容的态度。尽早就诊,早期发现,早期干预也已经是很多人的共识,切勿讳疾忌医。

PART
10

日常保健

一
论"记住行经时间"的重要性

妇产科医生有个职业病,特别关注别人的月经,看病时问得最多的一句话常常也是:"请问你最后一次行经是什么时间?"

—— 妇产科医生为什么要知道行经时间 ——

月经作为女性性成熟的标志,是女性生殖系统健康的风向标之一。月经信息往往能帮助妇产科医生抽丝剥茧、明辨病情。

(1) 如果女孩子超过 14 岁,第二性征(乳房发育,阴毛出现等)未出现;或 16 岁后有第二性征发育但月经尚未来潮,需要就诊。

(2) 如果怀孕,会出现停经。但如果有流产征象或宫外孕,会出现停经后又阴道流血、腹痛等情况。

(3) 月经周期不规律者,可能有妇科内分泌的问题,如多囊卵巢综合征或垂体瘤等。

(4) 如果月经量多伴血块,或者有不规律阴道流血,要警惕子宫肌瘤或者宫颈、内膜、卵巢病变等器质性疾病。

(5) 如果月经量减少,甚至有时几个月都不来,伴有潮热、汗出的,要当心卵巢功能下降的更年期可能。

(6) 如果绝经后又出现阴道流血,要当心子宫内膜或卵巢肿瘤等女性生殖系统病变。

如何高效地与妇产科医生沟通

（1）看病前请先回忆上次月经行经的第一天的日期、行经天数、经量和痛经与否并记录下来，就诊时主动提供给医生。

（2）请告诉医生公历时间。

（3）如果月经周期比较乱，分不清哪次是月经、哪次是出血的，最好把最近的出血情况都记下来。比如："1月15日来的一次量是正常的，和平时一样，3天就结束了。1月30日又有阴道出血。比较少，褐色，只要用护垫就可以了，5天结束。之后2月22日又有阴道流血，量多，有血块。已经来了8天了，血量还是很多，有头晕。"

（4）如果特殊病史或情况可能会影响月经周期的，请告诉医生。

1）比如产后哺乳或者刚刚流产后。

2）比如在其他医生那儿已经开了黄体酮等女性激素类或激素调节类药物。

3）或者已经在体内植入了节育器等情况、或者有乳腺肿瘤或手术史或他莫昔芬等药物用药史等。

> **写在最后的话**
>
> 希望大家养成规律记录月经周期的好习惯，就诊时主动提供给医生，这样有助于医生顺利看诊。

二 检测女性激素有哪些注意点

—— 女性激素检测是一种重要的妇科内分泌检测手段 ——

通过女性激素测定，可以了解体内女性激素分泌的情况，借此了解卵巢、下丘脑、垂体的功能。

当有以下问题（不限于以下问题）出现时，医生常常会要求患者检测这个项目。

（1）月经周期、量等异常。比如：月经不规律、闭经、月经量少、不规律阴道流血等。

（2）性生活正常，备孕一年但未孕。

（3）14岁后无月经来潮或第二性征未出现。10周岁前出现月经或8周岁前出现第二性征。

（4）出现潮热、出汗等不适，怀疑进入更年期的。

目前多数医院检测女性激素都是采用血清学检测，结果中包括雌激素、孕激素、卵泡刺激素、黄体生成素、泌乳素、雄激素这一组数据。

—— 进行女性激素检测的注意事项 ——

和其他常见的血常规、肝功能等指标不同，女性激素检测有自己的独特要求。如果不知道这些，有可能白跑一趟。

（1）一般为了解基础情况,医生会要求患者在月经行经的第 2～5 天抽血检测(一般无须空腹)。

（2）如果有垂体瘤等病史,需要重点关注泌乳素指标的,则最好在上午 9～11 点,清淡饮食,静坐 30 分钟的情况下抽血。

（3）如果停经已经超过 3 个月,可以在就诊当天或次日进行抽血检测,不用等待月经来潮。

（4）进行绝经激素治疗的患者,需要检测女性激素时,可以考虑在上一个周期药物服用结束后停药。在月经第三天抽血后,马上继续开始第二周期服药。

三 怎样做妇科检查不痛？一个小动作全搞定

— 诊室故事 —

有位被丈夫"绑来"来体检的 A 女士："哎呀呀，医生我最怕这种检查了。我看到你拿的那个'鸭嘴'就觉得疼！你的手法如何？痛不痛啊？要是痛的话，我情愿不查啊！"原来 A 女士因为以前曾经有一次"痛苦"的体检经历使她记忆犹新，不敢体检。单位组织体检，她已经躲了三年了。可是，不体检怎么行？！

— 让人害怕的妇科检查 —

A 女士只是千千万万个对妇科检查心存"恐惧"的人之一。有多少女性在爬上高高的妇科检查床时是战战兢兢的："啊，医生拜托你轻一点，好不好""医生我能不做这个检查吗""哎呀我好怕这个昨晚都没睡着觉""医生你等我缓一下，突然有点小紧张""哎呀，好痛！我不做了"。

— 妇科检查究竟是怎么做的 —

妇科检查一般包括 3 个步骤。

（1）视诊：医生会观察外阴的皮肤黏膜，然后借助窥阴器撑开阴道，观察阴道和宫颈黏膜。

（2）取样：使用棉签采集阴道分泌物（以便进行白带检查）。宫颈刷采集宫颈细胞（以便进行宫颈细胞肿瘤筛查和 HPV 检查）。注意是用刷子"刷"不是"剪"哦。

（3）触诊：最后窥阴器退出阴道，医生再用一手的两指放入阴道，另一手在腹部配合检查外阴、阴道、宫颈及子宫和附件，以便检查组织和器官是否有异常（比如是否有炎症疼痛或子宫肌瘤、腺肌症等导致的子宫增大、卵巢肿块之类的）。通常情况下，这样做就行了。但还有一些特殊疾病，医生需要进一步做腹部-阴道-直肠三处的联合触诊。

为什么很多女性害怕妇科检查

对于绝大多数正常人来说，害怕主要是由于疼痛！为什么会有不适感？大部分人都有一点忄，因为毕竟要做一种"不可明言"的姿势，让一位"陌生人"（即使是医生）来看到并接触自己的私密部位。

但最重要的是：外阴和阴道表面都是黏膜组织，又布满灵敏的感觉神经，本来就是娇嫩敏感的地带，极易产生疼痛不适感。再加上每位医生手指的粗细、动作的柔软度和检查的力度以及患者的配合度不同。常常造成不同的就诊体验。

有时候同一位医生做检查，前面一位患者觉得"痛得不得了"，后面一位则觉得"我还好"。要想妇科检查不痛，光是"医生轻一点"是不够的。患者的配合也是很重要的。

为了健康，妇科检查每年必做

一些妇科疾病早期可能并没有明显的异常表现，患者往往无法察觉。如果能定期进行妇科检查，就能够尽早发现，及时诊治，以免小病拖成大病。每年一次的妇科检查,对女性来说绝对是划算的健康投资。既然躲是躲不过的,有没有啥方法能减轻妇科检查的不适感?

一个小动作,让你妇科检查"不再痛"

小动作,大作用。当医生正在把窥阴器或手放入你的阴道时,同时做以下动作。①深吸一口气。②下腹轻轻用力鼓起。③肛门部放松。④待医生的器械或手已经进入后恢复正常呼吸,下腹不再用力,并保持肛门部放松直至检查完毕(其实这个过程和我们大便的过程极为相似)。整个动作的要领最重要就是一点:放松肛门。收紧肛门就意味着阴道会夹紧窥阴器,肉如何能敌过硬质器械,可不就会痛嘛。

友情提示:本招同样适用于阴道超声和经直肠超声。

妇科体检应该注意的还有哪些

(1)受检前,要先排空小便和大便,因为胀大的膀胱或粪块很可能与盆腔肿块混淆,而造成误诊。

(2)月经期一般不做阴道检查。但如果有不正常的阴道流血,则应及时检查。

(3)妇科检查不分年龄都建议常规做,从未有过性生活的,一般不做经阴道的检查项目。

(4)受检者一般取膀胱截石位(仰卧、双腿屈曲向两侧分开)。注意,臀部要置于检查台边缘,双手平放于身旁,以使腹肌松弛。检查者面向受检者,立在受检者两腿之间。

(5)每位受检者检查后,均应更换置于臀部下面的垫单,以防交叉感染。

四 这些概念理解错了，医院白来

好不容易请假来医院，却在需要做检查时发现时机不对只能打道回府，相信很多人的内心是崩溃。

妇科，由于涉及月经，被医生告知过几天"再来一次"的概率又很高。怎么解决呢？来看看这篇妇科体检指南吧！

—— 首先来解释几个重要问题 ——

1 末次月经

末次月经指上次月经第一天的日期，而不是结束的那一天。

举例：如果上次月经是6月20日—6月24日，那么末次月经就是6月20日。

2 是否有性生活

其实就是问你是否有过阴道性生活。未婚女性在体检开始前要明确告诉医生自己没有性生活，以免造成处女膜破裂等事故。

举例：周洁（化名）刚刚领了结婚证，但是她和老公两个人"还没有在一起"，此时一定务必要在"是否有性生活"一栏填写"无"，并告知医生，否则"第一次"可能就给扩阴器了。特殊病史、手术史、治疗史越全越好，有时即使不是妇产科的毛病也要告诉医生。

这些很重要,但常常有患者对自己的病史和治疗"一问三不知"。医生获得的资料有限,可能造成遗漏。

举例:周洁患了乳腺疾病,如果使用三苯氧胺等药物,有子宫内膜癌风险,应该要注意子宫内膜厚度。又比如周洁患了胆囊结石、血栓等疾病,到了更年期时,使用激素治疗就得慎重评估后再决定。

3 真实姓名和年龄

医疗文件是具备法律效力的,所有检查报告上的姓名等信息是不可以随意更改的,尤其对病理报告的要求会更加严格。

有些患者出于保护自身隐私等原因使用化名。如果体检结果一切正常自然没有什么问题。可是万一查到疾病,后续的治疗和检查就会受阻。

举例:周洁使用了别人(张静)的身份证信息参加了体检,宫颈脱落细胞学检查提示宫颈病变。宫颈原位癌的诊断明确,周洁要开刀了,才被发现名字不对。

周洁说:"你们把住院姓名改一下,不就好了吗?"

然而实际操作是不可能的。如果改名字,那么前期的所有检查报告全部对不上,手术没法做了。所有的检查报告都显示张静得了宫颈癌,那怎么可能去切周洁的子宫呢?

如果不改名字,那么周洁术后申请大病医保是不可能的。

只有一条路,前期的所有检查都得使用真实姓名重做。

问题又来了,万一第二次取材取不到病变怎么办?由于患者的病变属于早期,病变范围可能较小,二次取材取不到病变组织是完全可能的。

综上,请大家一定要用真实的身份信息就诊哦!

妇科检查的时机选择和注意事项

1 避开月经期

常常有女性朋友在月经刚结束时或在靠近月经来潮时来做妇科体检,此时医生检查就会发现,阴道内还有明显的经血残留或者月经已经来潮,结果自然是白跑了一趟,只能下次再来体检啦!

女性在月经期不能做常规的妇科体检,只有一些特殊检查需要在月经期进行。

2 避开阴道用药

不管是用药冲洗,还是同房,都有可能影响阴道标本取材的细胞量,所以体检前3天避免这些行为比较好。

3 提供真实病史资料

病史资料通常包括以下:末次月经时间;是否有性生活;生育史、目前避孕措施;既往特殊病史、手术史、治疗史等。

请用真实姓名和年龄体检。提供尽可能详尽且真实的信息,既是对自身的保障,也有利于接下来医疗过程的顺利进行。医疗文件神圣,不管你出于何种原因,请保证自己提供的材料是真实的。

4 体检前排空大、小便

体检前排空大、小便可以使盆腔处于相对"空旷"的状态,便于医生触诊。而且,现在超声检查一般都做阴道超声和经直肠超声,不用像以前一样需要憋小便,清晰度也比较好。

五、史上"最贵的房子",如何做好维护

每个女性体内都有一套"豪宅"。维护好自己家的"豪宅",也能省下巨款。世界上最贵的"房子"其实在女性体内,这个"房子"就是子宫。

— 每个人人生中的第一套"别墅"就是母亲的子宫 —

这套房子的户型很特别,像一个倒置的梨。而且是复式:下层是入户玄关和客厅(即宫颈部分);上层是卧室(即宫体部分);卧室的顶上左右还各连着一条走廊(也就是两侧的输卵管)。小胎儿住在妈妈提供的房子里慢慢吸收营养不断长大。最神奇的是房子还会伸缩。宝宝越长越大时,房子也越变越大,不会让宝宝感到局促。如果房子里没有宝宝住的时候,这个房子就每个月自己定期大扫除一次把旧地毯换成新地毯(让陈旧的子宫内膜自行脱落形成月经)。怎么样,这套"房子"是不是还相当智能?

— "房子"虽好,却怕"装修" —

(1)"强拆"——反复流产:不论是负压清宫还是使用药物流产,本质都是让子宫内膜和胚胎组织从子宫壁上脱落、排出,对子宫内膜都会造成损伤。人流手术本身就有造成子宫穿孔、大出血、感染、宫颈裂伤等风险,远期还可以造成宫颈或宫腔的粘连、慢性

盆腔炎、月经失调、痛经、子宫内膜异位症、继发不孕不育。在短时期重复流产或不正规流产对子宫伤害很大。国内曾有一篇关于5万多名女性的研究显示：人工流产次数为1次、2次、3次的女性患盆腔炎的比例分别为2.8%、3.0%和3.3%。人流次数越多，患盆腔炎症的可能性就越大。

（2）"楼板超负荷承重"——长期腹压高：曾有新闻"楼顶建花园造水系养鱼，楼被压塌"。超过楼板的承载负荷，会造成房屋的损害甚至坍塌。同样的道理，长期便秘、咳嗽会对子宫、膀胱和直肠以及盆底肌肉产生向下的压力。尤其是老年女性，长此以往，盆底肌肉支撑强度下降，就可能出现子宫脱垂、尿失禁、粪失禁等。

（3）"过度装潢"——肥胖：有没有想过肥胖也是糟蹋子宫的元凶之一？多项研究发现：肥胖是子宫内膜癌发病的危险因素。可能与肥胖女性体内雌激素水平升高，长期刺激子宫内膜细胞增生有关。而且体重指数越高，子宫内膜癌发病率越高。要知道体重超过正常标准的15%，发生子宫内膜癌的危险性足足增加3倍。子宫内膜病变是发生在子宫内膜上的一系列病例变化。早期一般是子宫内膜单纯性增生，如果疾病进展就会出现复杂性增生和不典型增生（就是我们熟知的癌前病变）；如果再继续进展就会变成子宫内膜癌。近年来，子宫内膜癌的发病率逐年上升并年轻化。2014年，上海子宫内膜癌患者已经超过宫颈癌，成为发病率最高的妇科肿瘤。

（4）"门禁不严"——性生活太奔放。女性生殖系统犹如一套别墅，也有安保系统。外阴的大小阴唇，阴道内的分泌物，宫颈黏液等都像门禁一样，守护着女性生殖健康，阻碍病原体进入。如果性生活不注意清洁卫生、过早性生活、多个性伴侣、无防护性生活等均可增加病原体入侵机会。细菌、病毒、支原体、衣原体等"不法分子"可经阴道进入子宫腔内,引起子宫内膜感染。男性包皮中的污垢对宫颈的刺激是引起宫颈癌的因素之一。因此,性生活的卫生永远都是两个人的事。另外,如果女性与多名男性有性接触,或未成年便过早开始性生活,也是宫颈癌的高危因素。

—— "装修"后"房子"可能成次品 ——

(1) 子宫内膜(地毯)受损:流产后月经量可能减少,这是子宫内膜受伤所致。更有甚者,多次流产清宫后,子宫内膜形成瘢痕并和"对面墙壁"上的内膜形成黏连。这下可好,原来是大平层,现在变成了小房间,明显影响宝宝的使用,导致不孕。

(2) 子宫肌(墙壁)受损:盲目排斥阴道试产,多次剖宫产或子宫肌瘤剥出手术等病史,子宫体出现瘢痕,再次妊娠和分娩时,子宫有一定概率可能出现破裂,严重影响母婴安全。

(3) 子宫外韧带和盆底组织(房子外框架)功能受损:有长期腹压增加或更年期后相关组织老化,可能引起子宫的脱垂。

(4) 炎症(社区卫生):卫生习惯不良、多次流产、机体抵抗力弱等多种原因都可引起生殖系统的炎症,出现腹痛、腰酸、不孕、宫外孕、外阴阴道不适等症状。

(5) 肿瘤("外星人"入侵):子宫肌瘤、宫颈癌、子宫内膜癌等。

—— 中老年女性需要关注哪些 ——

(1) 月经和子宫内膜:更年期月经周期不规律不一定有问题,可能只是生理表现。但一定要定期观察子宫内膜的厚度和质地。特别是如果已经接近 3 个月或以上没有行经,应该做个妇科超声检查,如果发现子宫内膜增厚,说明子宫内膜有增生,还不会完全绝经。医生会指导用药,让增厚的子宫内膜脱落,以免长时间刺激导致子宫内膜的恶变。如果出现阴道流血淋漓不尽或不规律出血,需要及时就诊,排除子宫内膜病变的可能。

(2)宫颈癌筛查定期检查:宫颈癌在更年期左右会有发病的小高峰。建议每1～2年进行一次宫颈液基细胞学检查或宫颈脱落细胞学检查和人乳头状瘤病毒检查。特别是既往没有进行过系统体检的女性尤其应该注意。

(3)勿盲目进补:爱美之心,人皆有之。很多女性总是希望"青春常在"。常有患者拿着"不明保健品"来问医生。有些产品宣传夸大其词,百病可治;有的成分不明,安全堪忧。建议远离。

(4)正确看待绝经激素治疗:绝经综合征症状明显的患者,可以选择绝经激素治疗。有部分患者认为:吃一阵停一阵,不良反应会不会小些。相反,吃吃停停的状态可能增加血栓等风险。通俗一点讲,要么不用,要用就尽早使用,在出现绝经综合征症状后可以开始使用。当然这期间要找专业的医生做好评估,先排除用药禁忌证,制订适合的个体化方案,做好监测和随访。如果出于非禁忌证方面的原因想停药,请先和您的医生讨论,并在当月疗程用药结束后方可停止用药,以免造成不规律出血。

六、不管你是头胎还是二胎，孕前保健都绕不过去

二胎政策全面开放后，一群 70 后、80 后一边感慨"带老大时多么多么不易"，一边摩拳擦掌地投身二次造人的事业中。孕前门诊常常看到 40 岁以上的夫妇来咨询。本节聊聊这方面的事。

孕前保健是通过专业医生来评估和改善备孕夫妇的健康状况，选择最佳的受孕时机，预防和减少出生缺陷的发生。最好应该在备孕前 3 个月进行评估。

—— 准妈妈们在孕前究竟要做哪些方面的保健准备呢 ——

1 选择在适当的年龄生育

大多数情况认为女性的最佳生育年龄为 20～30 岁，男性也差不多。小于 18 岁或大于 35 岁女性的生育风险会增加，难产、妊娠糖尿病、妊娠高血压等疾病的发病率会升高 5～9 倍。而且随着年龄增长，卵巢功能下降，生殖细胞分裂容易出现异常，尤其对想生二胎的家庭，要生就早点生。45 岁以上时，受孕胎儿染色体异常（可以理解为生出畸形或先天性疾病的孩子）风险更会上升 10%。

2 选择在适当的时机受孕

选择工作、学习不是特别紧张，收入相对稳定，生活状态比较舒适的时期受孕。很多小夫妻在孕育宝宝的过程中总会有心理压

力,特别是备孕期女性常常变得多愁善感。比如"我怀得上吗?""喜欢男宝还是女宝?""生孩子会不会很痛?"等等。或者是来自工作、人际关系上的压力等,这些最好尽量避免。首先尽量放松心情,凡事不要想得太多,车到山前必有路,生男生女都是自己的宝贝。工作压力太大的话建议跟领导协调一下。注意缓解自己的精神压力,备孕时如果经常处于焦虑、抑郁的精神状态下,可能会影响卵子质量,甚至可能引起流产。

3　改变不良生活方式,远离高危环境

备孕期男性最好避免吸烟(包括二手烟)、饮酒、熬夜、高噪音。此外,高温会导致精子数量减少、质量下降,备孕期男性最好选择淋浴。若要盆浴,建议盆浴时间不要太长,水温不要高,温泉最好就不要去泡了。生活中和职业环境中如果会接触到放射线、铅、汞、砷、农药等必须避免,以免影响胚胎发育。

4　孕前3个月起补充叶酸0.4～0.8毫克/天

如果是以前曾经怀过大脑、脊柱、神经等有问题的孩子的女性,一定要提早到孕前专科医生处评估,备孕前叶酸使用的量和时间可能都要增加。

5　遗传咨询

有遗传病、慢性疾病和传染病史的夫妇,需要请专业医生评估是否适合生育。

有一些特定疾病在孕期可能会加重,严重影响孕母生命健康;有的遗传疾病可能遗传给下一代;有的传染性疾病可能在怀孕或生产过程中传染给下一代。因此,在孕前体检时,应该给医生提供完整真实的病史。例如,患有感染性疾病、活动性肺结核、活动性肝炎、肾炎、甲状腺功能亢进症、肺动脉高压、心脏病等均应治愈

后,再由专科医生评估后才能考虑怀孕。如果患有心脏病心功能二级(体力活动轻度受限制,一般活动可引起乏力、心悸和呼吸困难、心绞痛等症状)、慢性肾功能不全的女性则不宜妊娠,应该做好避孕。

6 谨慎用药

避免使用可能影响胎儿发育的药物。适量使用妊娠期专属的复合维生素相对安全。有的孕妇孕期需要使用的胰岛素对孕妇比较安全,对胎儿基本无危害。很多抗生素、抗癌药物、激素类药物、抗抑郁类药物对胎儿都有致畸作用。一句话,如果您有长期服用某种药物的病史时,最好在怀孕前咨询医生是否需要更换药物或停药比较安全。

7 控制孕前体重

孕前应该保持适中的体重,过重或过轻都容易增加新生儿体重异常、早产、剖宫产风险和子代成年后心血管疾病、糖尿病等慢性病的风险。如何知道自己的体重是否合适呢?可以使用体重指数来计算。孕前体重指数理想范围为 18.5~23.9 千克/平方米。比如准妈妈备孕时体重为 60 千克,身高 1.62 米,那么她的体重指数为 $60 \div 1.62^2 = 22.86$ 千克/平方米,表明体重指数是在理想范围内的。

8 备孕前应该做一次口腔科体检

准妈妈在孕期时,雌、孕激素水平上升快,口腔黏膜变得脆弱。再加上胃口好,进食精细。为了宝宝摄入全面营养,各种水果、奶制品等进食量增加,很容易出现牙周炎等口腔疾病。或者原有牙科疾病在孕期容易复发。门诊常有孕期牙痛却"不敢用药"的患者,一边痛得厉害,一边又怕药物对宝宝有影响,左右为难。而且现在有研究发现,有口腔疾病的女性在孕期出现胎膜早破、早产的风险会上升。平时如果不注意定期口腔体检的女性,最好在孕前做一次体检,牙科疾病最好治愈后再怀孕。

孕前检查可以为准爸妈们护航

孕前检查可以帮助准爸妈们进行生育方面的评估并治疗。

(1)通过病史询问,了解备孕夫妇的健康状况。如果有遗传病史、家族史等,可能严重影响子代或孕母健康的,建议不宜怀孕。如果既往曾有出生缺陷妊娠史的,医生可能会建议进一步检查,如染色体测定等。如果有子宫手术史(如剖宫产、子宫肌瘤剥除)或其他高危因素的,医生也会重点评估。

(2)通过一系列有针对性的体格检查来深入了解备孕夫妇的健康状况。男方:血常规、尿常规、肝功能、肾功能、精液常规、肝炎病毒等筛查、优生五项(TORCH)、人类免疫缺陷病毒、梅毒、血型(ABO和RH)。女方:血常规、尿常规、肝功能、肾功能、空腹血糖、血脂、血型(ABO和RH)。妇科双合诊检查、宫颈阴道分泌物检查(白带常规、淋球菌、沙眼衣原体、加德纳菌)、宫颈细胞学检查、妇科超声检查和乳房体检、优生五项(TORCH)、人类免疫缺陷病毒、梅毒、心电图。如果男、女双方在以上这些检查项目中存在阳性指标,医生可能会根据具体情况建议备孕夫妇暂时不要怀孕,先治疗相应感染或疾病,待疾病治愈后才可再次备孕。

写在最后的话

孕前保健实际是个老生常谈的话题。以往我们总是把目光集中在新婚适龄夫妇身上。门诊上也常常遇到二胎孕妈妈认为自己养过一胎,故不再需要孕前体检的言论。但事实是,年龄偏大的二胎妈妈相对于年轻的女性更容易出现流产、胎儿畸形或先天疾病的情况。一句话：为了母儿健康、家庭幸福，管你头胎还是二胎，孕前保健都绕不过去。

七 有一种性生活暗藏危机：远离经期性生活

月经对女性和男性而言，从古至今一直都带着些许神秘的色彩。现在，大家对月经的认识也在逐步提高。月经是指伴随卵巢周期性变化而出现的子宫内膜周期性的脱落及出血。月经除了血液以外，还包含了子宫内膜碎片、宫颈黏液及脱落的阴道的上皮细胞。男性群体对月经也多持包容、爱护的态度：帮买卫生棉、代记月经时间的男性也并不少见。

不过，也有些情侣感情很好，甚至在月经期也忍不住发生"情意绵绵"的接触。那么经期到底能不能性生活呢？打开网页，你会发现有此疑问的不在少数，如：

月经期间同房一次会导致不孕不育吗？

月经期间同房了，没有采取措施，可能会怀孕吗？

月经期间同房后第二天出现尿频、尿痛、尿血，这是怎么回事啊？

月经期间同房居然怀孕了？

—— 为什么有的人会选在月经期同房 ——

原因比较多样，例如：长期分居，好不容易见面情难自禁，结果发现正好来月经了的；或者月经周期不准。

上面两种情况非本人所愿。但还有一些人似乎是有意而为之。有些女性认为：月经期似乎性欲有增强感，月经期似乎更易达到性高潮。对于这种情况要一分为二来看：如果性欲增强不是只在月经期出现，并且超过了一定限度，出现了秘密性、沉溺性，患者感到痛苦却无力停止并且在事后伴随着空虚感的"性瘾样"特征应该到心理科就诊。还有一些女性在平时性生活时总觉得有避孕压力，不能放松，影响了体验，而在月经期同房，主观上认为怀孕的概率不大，反而比较放松。

当然如果明知女方来了月经，并且不愿亲密或身体不适，伴侣还要"强行同房"，这恐怕就不是真爱了，应该远离他。

经期同房有风险吗

1 炎症

经期体内激素水平激烈波动，子宫内膜螺旋动脉痉挛收缩，内膜血管壁及组织坏死脱落形成"创面"。这时大量的组织水解酶、细胞因子释放、血管的通透性增加，子宫及局部组织的抵抗力降低；宫颈口呈打开的状况，黏液栓消失方便经血排除，但也为外部病原体入侵扫清了道路。正常情况下，阴道内存在多种微生物，既有乳酸杆菌保驾护航，又如厌氧菌等"无间道"菌在阴道内固有潜伏。月经血和无法及时更换的卫生巾/卫生棉碰巧又是病原体的理想繁殖地。即使健康女性也有经期感染的风险。如果这时进行性生活进一步输入了外部病原体，更容易发生感染。

2 子宫内膜异位症

子宫内膜异位症是指子宫内膜组织出现在子宫体以外的部位，常常侵犯卵巢和腹膜组织，可能引发痛经和不孕，也是威胁女性生活和家庭幸福的常见病之一。子宫内膜异位症的病因尚不明确。经血倒流引起子宫内膜异位种植是主流学说之一。有医生认为：经期性生活会引起子宫收缩，可能促使脱落的内膜细胞随经血倒流腹腔增加异位种植的机会，从而导致经期腹痛、性交痛、排便疼痛等症状并影响受孕。

综上，在月经期这样特殊的日子里，建议女性朋友不要同房为好。有人又问："经期带'套'可以同房不？"还是那个问题，看你想保护谁了？如果保护男性，戴套当然可以同房。但对于女性，即使"带套"还是可以带入病原体，经期盆腔充血、经血倒流等因素并不会因为带"套"而改变。

经期除了不要同房，还要尽量避免哪些情况

1 不宜盆浴和坐浴

经期宫颈口呈打开状态，外部的水可以倒流，容易引发感染。至于有人使用卫生棉条在经期游泳，也是不建议的。

2 经期不宜过度用嗓

经期呼吸道黏膜和声带充血，长时间大声说话或高歌容易引起声带疲劳，声音嘶哑。所以经期唱"K"需尽量避免。

3 不宜高强度锻炼

比如长跑、足球、举重等高强度运动可能使盆腔充血加重，使经量增多，诱发经期不适。

还有哪些时期不适宜有性生活

（1）流产或产后1个月内不宜同房。因为不管是流产或生产后，子宫内膜也是处于受伤恢复期，其实与月经期类似，最好在流产术后第一次行经后，或者产后1个月后再考虑同房比较好。同

时应该观察第一次行经距离手术或生产的时间、月经量、有没有伴随痛经或淋漓不尽等情况。至于是不是等第一次行经后就一定可以同房,还要请专科医生复查后根据个人的恢复情况再定。

(2)妇科手术前后:妇科相关手术,从腹腔镜到阴道镜、宫颈电热圈切除手术、输卵管造影到节育器放置,以及外阴部位手术和肛区手术都需要避免在经期进行。择期手术最好要求前次月经后到术后至少1个月内不要有性生活,有些手术根据手术的范围还会延长禁止性生活的时间(比如全子宫切除术,要求术后3个月不能同房)。手术患者应该根据术后恢复的具体情况经过医生评估后才能有性生活。这样做是为了避免感染和意外怀孕。因为手术期间用药复杂,可能对胚胎的发育存在影响。如果意外怀孕,术中和术后出血的风险也会增加。

(3)怀孕前3个月的早孕期及晚孕期最好能避免性生活,以减少流产、胎膜早破、早产、胎盘早剥等风险。

(4)阴道炎、急性宫颈炎发作期间。

八 "姨妈"来前多不适，饮食窍门帮你度过每月的那几天

快要"来"的那几天，谁过谁知道：注意力不集中、焦虑、易激动、神经质、嗜睡、头痛、失眠、坐立不安，有时还有乳房胀痛、腹胀腹泻和手脚肿胀。经前期综合征让女神们在月经快来时被折磨成了"女神经"。

为什么会出现经前期综合征

经前期综合征发病机制尚不明确，研究表明，可能与卵巢周期性激素、大脑神经递质以及个性、生理教育接受程度等社会心理因素等有关。卵巢分泌女性激素（主要指雌、孕激素）可能会改变大脑神经递质 γ-氨基丁酸（r-aminobutyric acid，GABA）的能量传输，并作用于下丘脑的神经递质，导致各种各样的负性情绪症状。此外，性格也与经前期综合征发病有关。研究发现，不善于交际、缺乏激情、抑郁、情绪不稳，以及对月经持反感、厌恶、害怕等不良情绪的女性，更容易发生经前期综合征。

缓解经前期综合征，饮食有窍门

1 补钙

乳制品、深绿色蔬菜等富钙食物可以缓解经前期综合征的症状。

② **避免重口味**

糖类可以引起情绪波动，而盐可以加重水、钠潴留和水肿。最好要避免重口味，饮食清淡为宜。

③ **咖啡和茶不宜多喝**

适量咖啡和茶可以，但是不能太多，过多的咖啡因可能加重经前期症状，酒精也可能如此。

④ **不盲目节食**

不吃肉是不行的。红肉、蛋类、蔬菜和水果中富含铁、锌等元素，可以帮助缓解经前期不适症状。

⑤ **多吃鱼**

鱼类中富含的ω-3脂肪酸有助于缓解痉挛。其实ω-3脂肪酸并不是只在鱼类才有，在亚麻籽中也可以获得。但鱼类和鱼油确实是最容易获得ω-3脂肪酸的来源。

⑥ **适当补充多种维生素**

维生素B_6和维生素E等有可能对缓解痉挛症状有一定帮助。

⑦ **其他**

一般饮食调理如果仍然不能缓解症状，建议妇产科就诊。

九 更年期不要神化、迷信保健品

有位患者来看病,非常神秘地和我说:"医生,我这条内裤可不简单。可以保养卵巢的!"门诊上常常有患者来问网上买的卵巢保健神药。

保健品真的那么牛吗?值得我们花高价购买吗?有没有什么风险呢?建议大家,更年期不适请来医院就诊,咨询专科医生保健事项。不要过度迷信、神化保健品。

出镜较多的保健品有哪些

常常有患者来问:"医生,这个保健品吃了对保护卵巢有用吗?"

燕窝

燕窝,又称燕菜,自古就是富贵人家的标配。现在很多女性也把燕窝看成"滋补神品"。有患者反馈吃完燕窝后乳房有发胀感,感觉皮肤状态更好了,人也年轻了。那么燕窝真有如此神奇的功效吗?

干燕窝中的成分一般主要包括50%的蛋白质、30%碳水化合物(也就是提供能量的糖类),还有10%的水分和极少量矿物质。这些成分并不稀奇的。但燕窝中的碳水化合物和日常饮食获得的一模一样。而蛋白质部分与鸡蛋中的蛋白质比较也并不出挑。一般来说,膳食蛋白质的氨基酸组成越接近人体蛋白质组成部分,其营养价值越高。氨基酸组成最接近人体的是全鸡蛋,且蛋白质利用效率也最高。相比下来,燕窝蛋白质质量远远不如鸡蛋的蛋白质。目前并没有研究证据证明燕窝的神奇功效。近年来,有多则燕窝造假的新闻,再考虑到燕窝"刺客"一般的价钱,所以并不推荐。不过如果您购买的是经过正规检验、正规渠道的产品,偶尔吃吃,聊以开心也未为不可。

同时,正常燕窝中应该不含有激素类成分,吃了也应该不会产生"乳房胀"的感觉。前面那位患者要么是心理作用,要么可能买了"问题燕窝"。建议她还是不要吃了比较好。

2 花胶

鱼胶即鱼鳔(辅助呼吸器官)的干制品,富胶质,故名鱼胶,也称鱼肚、花胶。

很多人认为花胶是补充胶原蛋白的神品。为了使自己拥有满脸的胶原蛋白,许多女性常常会不惜重金。花胶天价之类的新闻亦时常出现。

鱼胶的主要成分确实是胶原蛋白。可是吃进去的胶原蛋白就会变成我们脸上的"水嫩嫩"吗?不能!吃进去的胶原蛋白经过消化系统的消化会像其他蛋白质一样被分解成氨基酸,然后被身体重新组装构建。至于被组装成什么部分,构建在哪里我们是没有办法控制的。

用一句粗鲁的话说:吃下胶原蛋白后,我们唯一知道的它的行踪是一定会变成排泄物排出体外,其他一概不知。吃下去的胶原蛋白是不可能直接补充到我们的皮肤中的。

有的人心想:"就算不能直接补充到脸上,那它是有营养的吧。"然而,花胶性价比很低,不划算!胶原蛋白也和燕窝一样并非优质蛋白质,花大价钱吃它是"事倍功半",还不如日常饮食经济划算。

3 雪蛤

很多人都知道一道有名的粤菜：木瓜炖雪蛤，据说具有滋补养颜之功效。雪蛤，学名东北林蛙，入菜的实际是雌性林蛙的生殖器官。这可能就是它具备一定养颜作用的原因。

那它能吃吗？如果你有子宫肌瘤、卵巢囊肿、乳腺疾病等诸如此类与激素相关的疾病应该远离这类食物。额外摄入的类激素样物质可能引起病变的继续发展。门诊上见到过一些子宫肌瘤和子宫内膜癌患者有经常服用类似物质的情况。

有什么保健品是我们可以吃的

1 补钙

据调查，我国城乡居民膳食钙摄入量少于推荐量，可以适当通过钙补充剂补钙。当然如果有高血钙和高尿钙以及结石病史的人，需要先到专业医生处进行评估。

2 补维生素 D

维生素 D 是可以通过日晒获得的。适当增加户外活动，维生素 D 不一定需要额外补充。若是缺乏日光照射的人群应适当补充维生素 D。

写在最后的话

一些患者的更年期症状明显，已经严重影响了生活。但即使他们已经排除绝经激素治疗的使用禁忌证了，仍会下意识地拒绝，给出理由都是"怕得癌"。而对同样是有激素效应的"滋补名菜""网红产品",他们却并不设防。其实绝经激素治疗药物属天然或接近天然来源,且剂量较小,在医生的指导下合理使用、定期随访是安全的。

  此外,还有一些患者过度依赖各类保健品。但是请记住,《保健食品通用标准》(GB16740—1997)中提出:"保健(功能)食品是食品的一个种类,具有一般食品的共性,能调节人体的机能,适用于特定人群食用,但不以治疗疾病为目的。简而言之,保健食品并不具备像药物一样有治疗疾病的能力。健康人花重金依赖保健品大可不必,养成健康的生活习惯反而更实惠、有效。

经常冲洗阴道为什么还会得阴道炎

很多朋友并不是很了解如何护理外阴阴道。常有患者疑惑："医生，我很讲卫生的，我每天都恨不得清洗好几遍的！怎么还会得阴道炎呢？"

现在大家的清洁意识很强，不过有时候会自创一些"奇葩"招式，实在是让人忍俊不禁。

奇葩自创招式排行榜

以下不属于正常模式，请勿模仿！

1 招式一：大水冲"龙王庙"

有的朋友坚信"见水则净"，孜孜不倦地深度"洗刷刷"，比如：用水或各种护理液冲入阴道。又比如：把手或毛巾伸入阴道帮助擦洗。

2 招式二：补充营养型

现在很多人都知道益生菌的存在。这本是好事。但是最怕有人一知半解，闹了笑话。

比如，有人得知阴道有益生菌后，联想到酸奶的乳酸菌，心想这不正好吗，于是用酸奶来清洗私处了。

再比如：觉得不舒服了，有点痒。怎么办？用点牙膏洗洗怎么样？估计感觉蛮酸爽的。

3 招式三：未雨绸缪型

门诊上常常遇到这样的朋友。"医生，麻烦开点阴道栓给我好不，有点啥情况时我就塞塞。"

4 招式四：大大咧咧型

这种朋友一般比较神经大条。她们大条到阴道变成了"失物招领中心"或者是"仓库"。

在患者的阴道中曾检出过五花八门的"失物"，举例如下。

（1）药瓶盖子。临床上见到过一位女性将药瓶盖子已经落在阴道内2个多月，患者孀居，没有性生活，她只记得最近一次用药是在2个月前。由于患者阴道较为松弛，她一直没有发现，直到因白带色黄来就诊时才发现。

（2）避孕套。同房时不慎脱落但没有及时发现。

（3）一团卫生纸。患者觉得私处分泌物多，就把一团卫生纸当作塞子放进阴道了。后来卫生纸随着运动越来越进入阴道深处导致患者无法自行取出才来就诊。

只讲一点点理论

说了这么多案例，给大家简单讲讲外阴阴道生理方面的知识，方便理解。

（1）外阴和阴道都是人身体上的有菌部位。正常人的外阴阴道里有各种各样的微生物，超过50多种。

（2）乳酸杆菌是女性阴道内一种优势菌，它可以调节阴道内环境，抑制其他有害菌生长。

（3）任何会造成阴道内乳酸杆菌损失的行为都有可能造成阴

道内环境紊乱,菌群失调而导致阴道炎症。

简而言之,女性护理的重点就是:维持阴道内环境平衡,不要轻易打破这种平衡。

健康女性日常护理要点

(1)日常每天用温开水清洗外阴即可。清洗顺序注意从前向后(防止将后方肛门部细菌带到阴道和尿道)。

(2)勤换内裤和毛巾。定期消毒,保持干燥晾晒,重复使用不超过3个月。

(3)日常没有必要冲洗阴道。冲洗会丢失阴道内乳酸杆菌,破坏阴道内平衡。没有了乳酸杆菌的坚守,有害菌大量繁殖,反而会诱发感染。

(4)月经期间勤换卫生巾,日常不需要常规使用护垫。

(5)如果有条件,便后洗洗更健康。肛门部皮肤多皱褶,容易隐藏粪便残渣。便后使用卫生纸并不能起到清洁作用。女性尿道和阴道距离肛门较近,便后水洗是较为有效清除粪便残留的方式,有利于防病。

(6)出现外阴阴道不适或白带异常时请及时就诊。不建议自行用药。比如女性常见的病霉菌性阴道炎。常有患者自行买药,或不按说明书用药,用药时症状好转就误以为治愈而停药,有害菌只是短暂地被抑制,过段时间又会再次繁殖导致发病。于是患者又用药,抑制、发病、用药、抑制,反复发作,最终导致耐药,那一般常用药就会失效,常见病变成难治性、复发性阴道感染的例子临床上不少见。

(7)如果出现霉菌性阴道炎反复发作,最好还要警惕是否有糖尿病或早期血糖异常的情况。

（8）规律作息，强健身体，养成健康的生活习惯是原则。对于阴道炎反复发作的患者来说，除了使用抗生素杀灭有害菌外，恢复阴道的内环境是需要一段时间的。这时医生一般会给大家用一些阴道益生菌药物。但是要记住，药物作用只在一时，规律作息、强健身体和养成健康的生活习惯才是根本的解决办法。

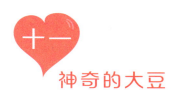
十一 神奇的大豆

— 就是那一颗小小的豆 —

国人种植和食用大豆已有 5 000 年历史。西周时期人们把大豆称为菽。古语有云"中原有菽，庶民采之""采菽采菽，筐之莒之"。古人将大豆当作主食，并逐步发明和延伸出多种大豆的食品和不同食用方法：豆腐、豆豉、大豆油、大豆酱、生豆芽，等等。

近 20 年来，大豆对健康的影响的研究开展得比较多。

— 豆类对女性有着特别的意义 —

最早引起人们的注意是在 1940 年，人们发现羊在食用了大豆类植物后出现了繁殖问题。研究后发现，大豆中含有一种物质（即大豆异黄酮）具有植物雌激素的作用。后又相继发现大豆（大豆异黄酮）可以缓解部分更年期症状。20 世纪 90 年代，又有国内外研究发现，长期食用大豆食品的东南亚人群中，癌症、心血管疾病的发生率相对较低。现在大豆和大豆异黄酮被越来越多的人所认识。

常有患者咨询：更年期女性是否可以喝豆浆、或者是否可以购买大豆异黄酮保健品服用。今天想和大家聊一聊。

1 服用大豆异黄酮可以代替食用大豆吗

大自然造物主是天生的艺术家。自然孕育的每一样物种都蕴藏着无数我们还不知道的秘密。大豆异黄酮当然不可能替代大豆。比如1990年,美国癌症研究所确认大豆中含有5种具备抗癌活性的成分:植物甾醇、肌醇六磷酸、大豆皂苷、胰蛋白酶抑制素、大豆异黄酮。只是目前研究得最多的就是大豆异黄酮。研究表明,它能抑制多种癌细胞的生长,如乳腺癌、肺癌、肠癌、前列腺癌和白血病等。

为了获得其他4种抗癌成分的保护,吃完整的大豆比单纯服用大豆异黄酮更好。且不同豆类的大豆异黄酮含量也不同,黄豆最高,黑豆次之。

2 大豆怎样吃,才能尽量完整获取营养

相对于豆浆、豆腐等加工、稀释过的豆制品,直接进食整颗豆子(参考菜式:丝瓜毛豆、黄豆排骨汤等)更有利于完整获取营养。

3 大豆怎样吃,才是最健康的

各种豆制品中,大豆异黄酮含量并不相同,大豆全豆最高,豆芽次之,豆腐再次之,豆浆因为被稀释则最低。要想通过大量喝豆浆来补充大豆异黄酮,既费胃又功效低。

4 每日大豆摄入的适宜量

《中国居民平衡膳食宝塔(2022)》指出:推荐大豆和坚果摄入量共为每人每天25～35克。大豆包括黄豆、黑豆、青豆等,其常见的制品如豆腐、豆浆、豆腐干及千张等。

5 哪些人要少吃

豆制品虽然味美营养,但也并非人人皆宜。如患有消化性溃

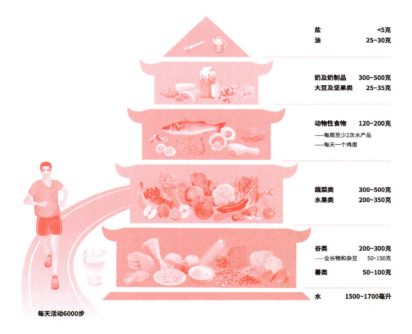

痔、胃炎、肾脏疾病、糖尿病肾病、伤寒病、急性胰腺炎、痛风等疾病的患者，都应当忌食或者少吃。

6 推荐直接补充大豆异黄酮吗

大豆异黄酮是一种植物雌激素，也是一种内分泌干扰剂。长期大量食用（比如服用大豆异黄酮提纯制剂、保健品）的安全性和风险仍有待评估。大量服用可能对雌激素敏感的乳腺癌患者、男性和婴幼儿产生风险。该类激素的疗效尚存在争议，且缺乏长期的安全性研究数据，不推荐使用，并不建议自行购买服用。

7　子宫肌瘤的患者可以喝豆浆吗

这种说法并非空穴来风。由于大豆异黄酮可以补充雌激素，使得人们包括一部分医生对大豆（最常见的是豆浆）怀有疑问。那子宫肌瘤患者到底可不可以喝豆浆呢？其实豆制品实在是背了黑锅啊。研究发现，子宫肌瘤的发生和豆制品非但没有什么关系，而且日常饮食中含有较多异黄酮类的食品的女性，其子宫肌瘤发病率反而相对较低。

写在最后的话

以豆腐、豆浆为代表的豆制品美食凝聚了祖先们的智慧，中国人世代以豆制品为食。可以说大豆是一种安全、健康的食物。但需要明确的是，勿将大豆异黄酮等同于大豆。一个属于提纯物质，一种是天然植物，这两者有天壤之别。建议在日常饮食中适当摄入豆类食物。但大豆异黄酮的疗效尚存在争议，且缺乏长期的安全性研究数据，不推荐使用。

十二 炼成你的"金钟罩""铁布衫"——更年期怎么吃才能提高免疫力

更年期如何保持或提高自身免疫力,尽可能地抵御病原体入侵呢?营养均衡无疑是增强免疫力最有效、最有性价比的手段。

—— 更年期要如何吃 ——

更年期人群在吃上注意哪些?

1 适量多喝水

建议每天饮水不少于1500毫升。不过如果是有盆底疾病、漏尿烦恼的女性,可以根据实际情况,适量增加、分多次少量饮用即可,避免短时间内大量饮水而带来的尿频、尿急和漏尿。

2 保证主食摄入

主食可以考虑选择全谷物食品。谷类(如面包、米饭或面食)的最佳摄入量是140~170克,其中至少有85克全谷物。大量健康研究证实,摄入全谷物食品可以降低心血管疾病、糖尿病、高血压和结直肠癌的风险。

更年期症状(如潮热、烦躁、多汗等)明显的女性,可以多食用富含维生素B类的食物,如粗粮(小米、麦片)、豆类、瘦肉及牛奶等,能起镇静安眠功效。特别是富含维生素B_1和B_{12}的食物可以适量多吃,在营养健康的基础上,还可以一定程度地缓解更年期带来的自主神经紊乱的相关症状。

富含维生素 B_1 的食材：大麦、燕麦、荞麦、小米、玉米等谷类的表皮和胚芽当中含有着丰富的维生素 B_1。干果如核桃、榛子、开心果等。动物的内脏，如肝、心、肾也富含维生素 B_1，但更年期女性考虑到血脂因素的影响，建议就不要考虑动物内脏类的食物了。

富含维生素 B_{12} 的食材：动物类食材如鸡肉、鱼肉、牛肉、猪肉、奶蛋中都含有丰富的维生素 B_{12}。大豆和一些水果也含有维生素 B_{12}。

❸ 饮食均衡、食材多样化

更年期女性要保证营养素摄入的平衡，多摄取优质蛋白质和新鲜蔬菜水果，多吃富含优质蛋白质的食物，如牛奶、瘦肉、鱼、虾、大豆及其制品等。每日食材最好不少于 20 种。

多吃绿叶菜、水果，更年期女性每天保证食用 200～400 克水果和 300～500 克蔬菜，其中五颜六色的水果和蔬菜营养最丰富。这样可以保证每日营养素和膳食纤维的摄入，这些食物中的抗氧化剂对提高免疫力和降低心血管疾病风险都有所帮助。

充足的睡眠和体育运动

最好能保持每日 7 小时睡眠。

开展个人运动，避免聚集性运动。每日保持总量约 1 小时的运动。推荐做广播体操、瑜伽、太极拳、八段锦等可以在室内开展的项目。

更年期女性要特别注意的

（1）多摄入富钙食品，防治骨质疏松。如豆制品、奶制品，以及海藻类食品等，可预防骨质疏松和骨折。在晴天时，增加日照，补充维生素 D。如果没有条件，应该考虑选择钙和维生素 D 复合的补充剂。

（2）清淡食物，避免刺激性食物。更年期女性因代谢紊乱而容易出现腹型肥胖和血脂增高等现象。应该减少饱和脂肪的摄入，少吃过咸的食物，每日食盐总摄入量不应超过 5 克。还应避免饮酒、咖啡、浓茶、辣椒等刺激性食物，以免加剧神经系统兴奋，加重烦躁和失眠。

（3）适当吃鱼。尤其是深海鱼类，每周至少 2 次。研究表明，摄入约 227 克深海鱼可以补充健康剂量的 ω-3 脂肪酸，有益于降低猝死和心脏病风险。

十三 更年期保健从妇科体检开始

更年期是指女性由于卵巢功能逐渐减退，分泌的雌激素逐渐减少，从而产生一系列如潮热、出汗、睡眠障碍、心悸胸闷、骨质疏松等症状，极大地干扰了女性朋友的生活和工作。经常有患者朋友询问更年期如何保养？更年期是不是就一个字——忍？如果说更年期保健有秘诀，那么可以归纳为以下三点，希望对广大的更年期朋友有帮助。

—— 重视妇科体检 ——

女性朋友每年一次正规的妇科体检非常必要！不但能筛查出妇科常见病多发病，也能早期筛查和发现乳腺癌和宫颈癌。更年期开始后，许多疾病的发生率开始上升，因此，更年期女性每年一次正规的妇科体检更有必要，包括妇科手检、宫颈 HPV、TCT 检测、妇科超声检查、乳腺超声及钼靶检查、骨密度检测以及内分泌代谢及肿瘤标志物的检测。只有首先做好妇科体检，才能做到早诊断、早治疗，从而保证健康，在健康的基础上才谈得上保养，否则更年期保健只能是一句空话。当然，更年期女性还必须做正规的全身体检，以了解全身重要脏器的功能状况。

—— 提倡健康的生活方式及合理运动 ——

健康的生活方式及规律运动在任何时候都是十分重要的。锻炼的最佳方式为每周至少 3 次，每次至少 30 分钟，强度达中等。另外，每周增加 2 次额外的抗阻力练习会得到更多的益处；保持正常的体重非常重要。肥胖（体重指数≥28 千克/平方米）会对身体健康造成显著的影响，肥胖人群若能减轻体重的 5%～10%，便可有效改善与肥胖相关的多种异常情况；推荐健康饮食，包括每日进食水果和蔬菜不少于 250 克，全谷物纤维，每周 2 次鱼类食品，低脂、少盐、少酒、戒烟；增加有益的社交活动和脑力活动。

更年期门诊为您排忧解难

雌激素的缺乏是更年期症状的根本原因。因此，个体化的激素补充治疗是一项必要的医疗措施，而且还能预防心脑血管、骨质疏松等慢性疾病的发生，对于绝经 10 年以内、小于 60 岁的妇女是非常安全的。其他非激素类药物对于缓解更年期症状也非常有效。因此，如果您更年期症状严重，不要在家里熬着、忍着，建议及时去更年期门诊就诊。

十四 做个会"打算"的女神:绝经后如何进行健康管理

绝经没有大家想得那么简单。绝经并不是单纯的不来月经,各种更年期症状也不是绝经的"本来面目"。临近绝经,究竟怎样做些打算呢?

—— 月经来不来,只是表象 ——

月经改变是临近绝经最早出现的征象。

一般来说:如果 10 个月经周期中有 2 次或 2 次以上出现月经间隔时间长度改变大于 7 天(比如:这个月间隔了 32 天来的,下个月却只隔了 25 天就来了),意味着你可能进入了绝经过渡期早期。

在之后的一段时间(或长或短),短则几个月,长则 1~2 年,月经间隔时间可能会越变越长。如果月经周期比 60 天还要长(即 2 个月以上没来月经),就离绝经更近了一步,开始进入到了绝经过渡期晚期。

再往后,如果月经整整连续 12 个月都没有再来,就正式绝经了。月经来不来,只是卵巢功能衰退的表现。卵巢衰退是因,月经异常是果。

—— 更年期症状也是表象 ——

更年期的所有不适,除了需要排除一些器官的实质病变以外,很多症状与更年期卵巢"退休",雌、孕激素的剧烈波动关系密切。比如:潮热、汗出的症状,实际上是由于激素水平降低,引起的血管收缩功能障碍。这些症状的出现,其实是告诉我们,女性激素水平下降(或剧烈波动)了,身体马上要出现大的变化了。

绝经背后的真相其实是心脑血管和骨骼将发生巨大变化:心血管疾病和骨质疏松症以及全身其他器官开始走向老化。

也就是说所有症状都是表象,实际都是卵巢功能衰退导致的。

绝经期不能只关注月经,还要进行一些生活上的管理。

绝经健康管理要点

(1) 每年定期健康体检。特别需要定期监测血压、血糖、血脂等心血管方面的指标。

(2) 建议保证全谷物纤维、足量的蔬菜和水果的摄入。

(3) 每周吃 2 次鱼类食品。

(4) 减少糖类摄入(每天少于 50 克),少油(每天少于 25~30 克)、限盐(每天≤5 克)、限酒(每天乙醇量少于 15 克,基本相当于普通啤酒不能超过 500 毫升)。

(5) 戒烟。

(6) 足量饮水(每日 1500~1700 毫升)。

(7) 坚持有氧运动。每周累计 150 分钟。有条件可以每周加做 2~3 次抗阻运动(类似哑铃等使肌肉在克服外来阻力时进行的主动运动)。

写在最后的话

有些女性朋友常常因月经不再规律而焦虑。但对绝经背后，身体其他器官的老化常常没有认识到。出现月经变化的更年期女性应该放松心情，查阅绝经健康管理方面的文章早做打算，帮助自己优雅度过更年期。

十五 更年期需要几年"更完"

诊室故事

诊室开了空调，王女士却仍面色潮红，不停地擦汗。她郁闷地说道："我自49岁那年开始，就出现潮热、多汗，尤其是夜间症状更严重。我心想这是更年期反应，也就不再理会，想着熬过这段时间就会好的。但10年过去了，潮热症状时好时坏，有时半夜还会莫名醒来，脸部、身上也都是汗水。已经过去10年了，这个更年期还没'更好'吗？"

更年期到底多久才能"更完"

更年期为妇女卵巢功能逐渐消退至完全消失的一个过渡时期，一般发生于45～55岁。但是更年期症状究竟持续几年能结束？有文献称：一般持续2～5年比较常见，但是也有持续长达十年多的病例。比如这位王女士，而且临床上这类患者并不少见。

更年期能熬过吗

如果更年期症状比较明显，不要想着熬过去，建议前往医院就诊，请医生来评估。否则像王女士一样，受了十年罪，才来就诊。

可这个时候,医生能做的已经很有限了。因为目前的共识认为:绝经激素治疗并非全年龄都可以开展。首次开始启动的时间一般应该在绝经10年之内或60岁以前。王女士虽然已经绝经10年,但还不到60岁,经过检查评估后,她可以开始绝经激素治疗。

十六 绝经了却还有白带，正常吗

—— 这是一个常常听到的问题 ——

在门诊上常常被问到这样的问题："医生，我都绝经了，怎么还是有白带啊？不会有啥毛病吧？"

A女士说："我也绝经了，但从来没有白带。内裤上总是清清爽爽，你这个肯定是卫生没做好！"

B女士说："绝经了就没白带了？那我绝经了，还有白带，就是得病了吗？"

—— 谁说绝经了就不可以有白带 ——

白带到底是啥？白带是子宫内膜、宫颈管、前庭大腺的腺体分泌液以及阴道黏膜分泌物和脱落的阴道上皮细胞等混合形成的。即白带是子宫、阴道以及外阴各个部分共同参与制造的分泌物。

临床上，常常通过检查白带来帮助诊断患者是否出现子宫、阴道或者外阴病变。也就是说，炎症、肿瘤、内分泌疾病出现时，常常可能表现出白带的异常。

—— 更年期究竟该不该有白带 ——

知道了白带是怎样形成的，大家就应该心里有数，只要女性的生命活动没有停止，只要子宫、阴道和外阴还存在代谢活动，只要这些部分没有被切除,白带总是会有的,只是或多或少,看到或看不到的区别。

为什么有的阿姨内裤上一直"清清爽爽"呢?其实很多自觉"清爽"的阿姨在妇科体检中,经扩阴器扩开阴道后都能看到阴道内的分泌物。甚至有的时候分泌物还会呈黄色,提示炎症或阴道内环境紊乱。只是分泌物不多,黏附在阴道壁上,没有流出,才让这些阿姨产生了误解。

更年期出现哪些白带变化要赶紧就诊

1 血性白带

更年期如果在非月经期,或者绝经后再次出现阴道或外阴来源的出血(量多会表现为出血,量少会表现为褐色分泌物或白带中夹杂血丝),应该及时就诊。如果在同房后、妇科检查后、大便后出现血性白带就更要引起警惕。需要排除的疾病有炎症、肿瘤及内分泌等多个方面。

2 黄色白带、异味白带

更年期卵巢功能下降,阴道黏膜屏障作用减弱。女性生殖系统变得脆弱,容易出现炎症和内环境紊乱。老年性阴道炎合并阴道菌群紊乱较为常见。有时还会遇到老年患者阴道短期内先后检查到念珠菌和滴虫两种病原体。这两种病原体适宜的阴道内环境并不一样,一个"爱"酸,一个"爱"碱。这种看似"自相矛盾"病例也说明了更年期患者阴道内环境紊乱的复杂性。

3 水样白带

正常的白带是少量白色略显黏稠的分泌物。排卵期还可能观察到拉丝样白带。但宫颈腺癌、输卵管癌等疾病患者可能会出现米泔样白带、水样白带。

十七 睡眠不好可能就是更年期惹的祸

睡眠障碍是现在很常见的问题。在网络上搜索相关问题，资讯多如牛毛。曾经有人指出：中国人可能有3亿人存在睡眠问题。《2019中国睡眠指数》指出：50后最快入睡，60后最爱午休，70后最爱睡前看书，80后最爱失眠，90后睡得最晚，00后赖床最久，05和10后睡得最长。这个是否是官方数据，有多准确我们不得而知。但至少说明了一个问题：很多人都有不同的睡觉烦恼。睡眠障碍在人群中十分普遍，在女性中尤其明显。很多研究发现，不同年龄阶段的女性睡眠状况有明显的区别。其中更年期是女性生殖期与绝经期的转折点，更年期睡眠障碍的发生率明显高于育龄期女性。2016年有一项关于上海市徐汇区女性更年期症状的调查中发现：有48.29%的更年期女性存在睡眠障碍。

更年期睡眠障碍主要有哪些表现

通俗地概括为"睡不着""醒得早""容易醒""醒后再也睡不着""多梦"等。另外，有些人虽然睡得着，但醒后仍然感到疲倦，这也是睡眠障碍的表现。

更年期睡眠障碍的原因很复杂

现在大家都知道：睡眠不好可能就是更年期惹的祸。这句话说起来简单，但其实更年期失眠的原因很复杂。并不是这样的一句话就能讲明白的。

1 雌激素影响大脑中睡眠调节物质的工作

研究发现，大脑中至少会分泌 23 种内源性睡眠调节物质（如多种神经递质、神经激素、肽类物质、细胞因子等）参与睡眠调节。而这些大脑区域都有雌激素受体分布，且雌激素对这些神经物质的分泌都有调节作用。更年期时，雌激素水平下降时会影响这些睡眠神经调节物质的分泌和工作，从而影响睡眠质量。

2 潮热、盗汗等影响睡眠

更年期由于雌激素等内分泌的变化，可引起体表及末梢血管舒缩功能失调，出现潮热、盗汗等血管舒缩症状。常常有患者在夜间醒来时，发现自己的前胸、后背全是汗。还有人因频繁出汗，骤冷骤热导致更容易感冒。2015 年，一项研究显示，849 例女性中，72.2% 的患者伴有睡眠障碍，其中 39.8% 的睡眠质量很差，主要表现为增加了夜间觉醒次数和总觉醒时间而影响睡眠。

3 睡不好和焦虑是一对难兄难弟

睡眠不好，情绪也不会好。长期睡眠不足会引发焦虑和抑郁。同时焦虑、抑郁的发生又会影响睡眠。一句话：越睡不好，就越担心自己睡不好，就越睡不好，就越担心和焦虑。总之就是恶性循环，周而往复。

4 骨质疏松也来凑热闹

更年期雌激素水平下降，骨质流失加快。很多人夜间出现骨关节疼痛，这也是影响这部分人睡眠的常见原因。

5 夜尿增多、尿失禁

雌激素减退,女性生殖系统就犹如一朵逐渐枯萎的花,阴道、尿道、膀胱的黏膜变薄萎缩,导致反复出现阴道感染、阴道干涩灼热、夜尿增多、尿失禁。夜深人静时,被折磨地难以入睡。

十八 睡不着，又不想吃助眠药物，要不先试试这些招

有些失眠的更年期女性使用安眠药的效果不好或者对安眠药长期使用有顾虑。若在治疗上考虑联合缓解更年期症状的药物，也会大大提高这类患者的睡眠质量。这是因为更年期激素水平的剧烈波动影响脑部体温调节和昼夜节律中枢的功能，女性容易出现失眠和睡眠中断。潮热、多汗、心慌、烦躁等更年期症状也会影响睡眠质量。研究显示：有高达 40%～50% 的女性在更年期都会出现睡眠障碍。

睡眠障碍带来的危害

失眠容易出现焦虑不安。长时间得不到良好的睡眠与休息，疲乏感、焦虑、抑郁等问题就会出现。而这些又会加重睡眠障碍，进而形成一种恶性循环。长此以往，心血管疾病、糖尿病、肥胖的发病概率会有所增加。

度过更年期后，睡眠会好一点吗

绝大多数女性在更年期症状消失后会感到睡眠变得相对容易一些，但睡眠时间较年轻时还是缩短的。如果患有心脑血管等慢性疾病，随着年龄的增长，会更加容易发生睡眠障碍。

睡得不好，我该怎么办

一直有患者困惑："有没有什么办法不吃药也能解决睡眠问题？"睡眠是一个很个人化的感受。简单地说：你睡着了吗？你睡得好不好？是好像睡着了，但是醒了还是觉得很累？还是中间醒了无数次？别人都无从得知，只有自己知道。如果你觉得自己睡眠其实并不是特别不好（造成的困扰并不大，而且你又暂时不想去看医生或吃药），那确实有一些方法可以试一试。

（1）放松心态。更年期是每个女性人生中的必经阶段。保持愉快、乐观的心态很重要。切忌过于烦躁，否则反而容易形成恶性循环。

（2）饮食和保养。晚餐宜选择清淡易消化的食物，勿食过饱。日常进食一些有镇静安神功效的食物，如小米、银耳、芝麻、百合、莲子，少饮茶、咖啡等。临近睡眠前避免过度用脑，避免睡前兴奋，保持睡眠前安静平和的心态，睡觉前可以调暗灯光，喝一杯温热的牛奶，温热水泡脚（微汗即可），使全身放松。睡觉时切勿使用夜灯，保持黑暗的环境更有助于睡眠。

（3）坚持锻炼活动。适当参加社会活动，有利于转移注意力、消耗多余能量、适时产生疲惫感，利于夜间睡眠。此外，参加一些以减压放松为目的的体育锻炼。比较适合的有太极拳、有氧健身操、瑜伽等。

（4）其他疗法。音乐疗法是新兴的一种疗法，患者通过倾听音乐，随着音乐律动，可转移注意力、调节身心、增加适度的疲劳感以助眠。另外，近年来一些研究证实正念冥想疗法可放松身体与大脑，起到助眠的作用。

（5）适时求助医生。如果睡眠已经明显影响到日常生活，或者开始感到难过、痛苦，那只借助以上方法可能已是杯水车薪了。这时候就要尽快就诊了。多项研究已经证实：雌激素可改善潮热、汗出等相关更年期症状，有利于维持睡眠的昼夜节律，改善睡眠质量。建议更年期女性可以先去妇产科门诊就诊。必要时还可联合心理科或神经内科的协助。

十九 冬季时，更年期女性保健秘诀

冬季来临，更年期女性在冬季自我保健需要注意哪些细节呢？

冬季更年期女性可能出现哪些身体变化

1 钙流失加剧

（1）根本原因：更年期卵巢功能衰退和体内雌激水平下降，使肠道对钙的吸收减少，骨钙释放大于骨钙的沉积，骨量逐渐丢失。

（2）冬季钙的流失可能会加剧是什么原因呢？首先，冬季运动量减少。大量研究表明，适当的运动可以维护和提高骨密度，增强肌肉力量，提高平衡性，减少跌倒的危险性，从而降低因骨质疏松引起的骨折发生概率。但冬季可能由于穿着笨重、天气空气恶劣等原因造成中老年女性运动量明显下降。其次，维生素D减少了。维生素D对维持骨骼健康非常重要。它可增加肠道对钙的吸收；促进骨骼的形成，增加骨骼的强度和重量；增加肌肉控制力和神经肌肉协调性。人体中90%的维生素D都来源于太阳光照。冬季寒冷，户外活动减少，裸露的皮肤有限、空气污染、频繁使用防晒品都会阻碍紫外线，影响日照，故冬季维生素D的获取减少。

2 皮肤干燥瘙痒

（1）根本原因：更年期妇女由于雌激素分泌减少，皮肤变薄，容易干燥、松弛。

（2）冬季寒冷会导致人体毛细血管收缩，血流速度减慢，汗腺和皮脂腺提供的水分和油脂也明显减少，影响皮肤自我保护屏障。甚至可能因为干燥和寒冷诱发瘙痒。

③ 潮热易致感冒

（1）根本原因：雌激素减少后会引起大脑控制体温中枢功能紊乱，出现阵发性地心跳加快、血液循环加速、皮肤血管扩张。人体就会散发热量，汗腺也会超速运转，出现满脸通红、大汗等情况。

（2）冬季室内外温差加大，皮肤表面汗湿，毛孔扩张状态容易频繁感冒。

④ 心脑血管事件高发

（1）根本原因：更年期雌激素下降，对女性的保护减少，高血压、高血脂、血管硬化等发病概率可能增加。

（2）冬季寒冷，极易诱发脑出血、脑梗死、心肌梗死等心脑血管疾病。

冬季保健几大要点

冬季来临，围/绝经期女性应该注意哪些呢？

① 注意保暖

寒冷刺激易引起血压骤然变化，使心肌耗氧量增加，可能诱发心肌梗死。"美丽冻人"实则暗含危险。已经有心血管方面疾病的朋友一定要注意保暖，每日应定时测量血压变化。定期监测血糖、血脂等指标。如果已经在医嘱指导下用药的患者，一定要坚持规律服药。平时多关注天气预报，如果将有极端天气来临，应该提前就诊配药，避免断药。

2 科学补钙

冬季晴好天气可能不多。气温过低也影响大家的户外活动。日晒可能会比春秋季减少,影响维生素 D 的产生和钙质吸收。

绝经期妇女钙推荐补充量约为每日 1 000 毫克。在冬日应该尤其重视饮食补钙。牛奶、豆类、海产品、绿叶蔬菜中钙的含量比较丰富。另外,还应该戒烟、戒酒、控制咖啡。

举例说,每日牛奶 500 毫升+适量豆类、肉类或海产品、蔬菜+小剂量钙补充剂(如碳酸钙、乳酸钙、葡萄糖酸钙、枸橼酸钙等钙制剂)。

3 适时户外活动

天气和空气质量好的时候,更年期女性应该多做户外活动,增加紫外线照射,增加维生素 D 的合成。根据自己的喜好选择打太极拳、跳广场舞、散步等偏和缓的运动。一般达到心跳加速、微微出汗就可以了。避免高强度刺激性运动。

4 注意保湿

适当多喝水。室内空调温度不要太高,可以配合室内使用加湿器。适当运动增加皮肤血循环。避免用过热的水沐浴,适当减少冬季沐浴次数,避免过度清除皮肤保护性油脂。沐浴后及每日在易干燥区域涂抹保湿润肤露。

5 防止跌倒

特别是极端雨雪天气情况,更年期女性尤其要防止跌倒。因为女性 40 岁以后骨量已经开始下降,骨质疏松可能已经出现,一旦摔倒极易骨折。髋骨、椎骨等大型骨骼的骨折是很多晚年致残失能的重要原因。更年期女性平时应该注意穿着合脚、舒适、防滑的矮跟鞋。地面因雨雪湿滑时应放低重心,尽量保证重心在前脚上,也就是所谓的"企鹅步"。走路时双手来回摆动,比双手插进口袋或者抱拢更能起到平衡和防止摔倒的作用。

> 写在最后的话
>
> 冬季是心血管疾病和骨折高发的季节,这两种都会对围绝经期女性的健康造成巨大的损伤。注意保暖,防跌倒,勿断药。

二十 医生,我月经量少就没法"排毒"了! 月经是毒吗

有患者咨询:"医生,听说月经量少就没法'排毒'了!我怎么办能让月经多一点?"

医生疑惑:"月经啥时候和'排毒'扯上关系了?"

辟谣:月经不是"毒"

月经是毒吗?来了一辈子月经了,话说月经到底是个啥?

简单地说,月经是女性激素引起的子宫内膜增生后脱落,经阴道排出子宫内膜碎片及血液和细胞。

观察月经量变化应该是自己与自己比

月经不是毒。月经量的多少有时候并不能说明你是否"有病"或"月经量多生育能力就强"。不同女性之间比较月经量多少意义也不大。观察月经量变化应该是自己与自己比,现在和以前比。

二十一 最善变的女人，更年期"姨妈"老来串门怎么办

都说女人善变。可是到了更年期，卵巢闹着要"退休"，女人不变也得变，由不得自己啊。情绪、身材、皮肤……哪哪都和以前不一样了。

特别是"大姨妈"，几十年如一日地陪着我们走过来，一直是兢兢业业、定期出勤、风雨无阻。可是到了更年期，"大姨妈"突然性情大变，该来的时候不来，不该来的时候又来了，可以说是"花式作妖"。下面笔者把门诊上更年期女神们月经混乱的情况总结如下。

—— "大姨妈"花式"作妖"汇总 ——

1 周期越变越短

有些患者表现为月经来潮越来越频繁。比如，以前 28 天来一次，雷打不动。40 岁以后突然变成 25 天来一次了。常常有患者问："医生，这样要紧吗？我要不要吃点药？"

解释：这种情况实际和卵巢功能下降有关。卵巢最早出现衰弱的征象就是月经间隔时间的变短。因为这时候卵巢调控卵子成熟的激素出现了提早升高，卵子过快成熟，提早排卵。本来需要 14 天的，现在 10 天就"瓜熟蒂落"了，自然月经间隔的时间就变短了。

这种情况要不要紧啊？

要分具体情况而视。

（1）如果周期仍然规律，而且能间隔 21 天以上、月经量也不多的。可以暂时以观察为主。

（2）如果两次月经间隔的时间小于 21 天，就属于月经频发状态了。有的人甚至半个月就会来一次。相对前一种，可能对生活的影响会大一些。试想一个月里有 2 周要用卫生巾，确实是个问题。出血过于频繁，还可能引起贫血、感染等。出现这种情况时，应该尽早到医院就诊。医生首先会帮你排除其他一些容易引起不规律阴道流血的疾病，比如怀孕流产、宫外孕、宫颈息肉或其他病变、子宫肌瘤、盆腔肿瘤等。如果这些疾病都排除了，就要考虑调整月经了。让大家既不要有乱来的"大姨妈"，又能保护好子宫内膜防止癌变。

2 周期越拉越长

有些患者表现为月经来潮间隔时间越来越长。比如，以前 28 天来一次，雷打不动。45 岁以后突然变成两三个月甚至半年才来一次了。常常有患者问："医生，这样要紧吗？我要不要吃点药？"

解释：这种情况叫作月经稀发。是绝大多数围绝经期女性月经变化的主要形式。一般这个时候卵巢已经衰退到一定阶段，也是进入更年期比较明显的标志。

这种情况要不要紧啊？也要分具体情况。

（1）如果阴道流血（这里其实已经不能称之为月经了，应改为阴道流血）的间隔时间不超过 3 个月（也就是说如果两次阴道出血的间隔不超过 3 个月而且没有淋漓不尽和不规律出血的情况），还是可以继续观察的。观察项目包括：是不是有潮热、多汗、情绪改变、睡眠障碍等更年期症状，还包括出血的时间、量。

（2）如果超过 3 个月还是没有出血，建议一定要到医院来就诊。通过超声等手段检测一下子宫内膜的厚度。如果子宫内膜比较薄，说明卵巢功能已经全面衰退，雌激素和孕激素的分泌都已经很少。如果子宫内膜比较厚，说明卵巢并没有完全"退休"，仍有少量雌激素分泌刺激子宫内膜增厚，但由于自身孕激素的缺乏，常常不能自主行经。这时候医生会给患者用药以保护子宫内膜，防止癌变。

（3）能用点药让月经来吗？当然可以。具备适应证的绝经 10 年之内或 60 岁以下的女性，在排除禁忌证后可以采用绝经激素治疗。一般绝经 2 年内的女性，我们采取的用药方案是会来月经的方案。但是需要明确的是：激素治疗的目的不是单纯让患者来月经，而是通过天然、低剂量的女性激素补充保护心脑血管、骨骼等重要器官。

③ 淋淋漓漓或大量出血

这种最不让人省心。有些患者表现为阴道流血时间长。一直滴滴答答十几天甚至更长时间也不干净。或者长时间不来后，突然来了，阴道流血量很大，伴血块。这种患者如果不及时就诊，很容易贫血。曾有患者出血 20 天后才来就诊，血红蛋白跌到只有 40 克/升的。

解释：进入更年期后，卵巢内卵子的数量急剧减少。很多时候卵巢都不再正常排卵了。不排卵的话，孕激素就会缺乏。而这个时候卵巢还是可以分泌一些雌激素的。虽然卵巢功能减退了，但子宫内膜还是会增厚。增厚的子宫内膜缺乏孕激素的转化，没办法自己来月经。于是，子宫内膜就开始等啊等啊，最后支持不住了，就"哗啦啦"了。

PART 10　日常保健

——该怎么办——

在排除其他血液系统疾病、怀孕、肿瘤等情况下，医生会给患者止血、调经。这样就不会白白浪费那么多无辜的血细胞了。治疗中常常用到分段诊刮。

分段诊刮是一种兼具诊断和治疗功效的方法。顾名思义，就是通过手术，把子宫内膜清除，以达到止血目的。同时刮出的子宫内膜会送给病理科医生进行病理诊断，帮助明确出血究竟是由于内分泌异常，还是子宫内膜出现了癌变。

友情提示：诊刮后，医院会出具一张病理报告。这份报告一定要给医生看。这可是一份可以指导医生用药的重要报告。

写在最后的话

月经的周期、经期、经量等情况发生变化，是卵巢功能的"风向标"。更年期最常见的表现首要就是月经的改变。月经改变并不可怕，只要注意好下面的几点。

（1）凡事留心。养成定期记录月经周期的习惯。

（2）停经不要超过3个月。如果长时间不让增厚的子宫内膜脱落，久而久之会引起子宫内膜癌变。

（3）月经频发不规律出血、月经淋漓不尽、月经量多时，千万要早点来就诊。身体是自己的，拖到面色苍白、憔悴不堪才来就诊，实在是没有必要。

（4）更年期如果没有生育要求，也请做好避孕措施。要知道，这个年龄段怀孕流产、宫外孕的也不少见。比如有时候怀孕了，但是出现了流产或宫外孕，也会提前出现阴道流血。这个时候就千万不要自以为是月经频发，而是应该及时到医院就诊啦。

二十二 更年期用药，不要用错

绝经过渡期、绝经后期或卵巢功能衰退时都需要用激素药或者辅助用药，但是各种药物针对不同的病症，用法也是有讲究的。

外阴阴道不适：阴道用药类药物

随着雌激素水平降低，引起阴道黏膜变薄、阴道内生理性分泌物减少、阴道弹性降低、血管变脆，出现外阴、阴道萎缩，抵抗力降低，常常出现干涩、疼痛、瘙痒，容易被致病菌侵入诱发感染。很多女性还会由于阴道不适出现性功能的障碍。这时候医生常常会建议使用阴道用药物来帮助大家。

1 阴道冲洗类药物

基本上不主张阴道冲洗。仅在阴道分泌物量大、症状明显时，医生可能会让患者使用药物冲洗阴道。这类药物使用注意如下。

（1）一般都是早起或睡前使用（使用频率要看医嘱）。

（2）应先清洗好外阴，再做阴道冲洗。否则容易把外阴的细菌带到阴道深部，适得其反。

（3）一般都配套有相应的冲洗用具。每次使用前后都需要用温开水冲洗干净，存放要保持干燥、防尘。

（4）如果医生并没有开具这类药物或医生说可以不再冲洗了，请不要擅自使用。盲目冲洗会破坏阴道类菌群的平衡，导致矫枉过正、过犹不及。

② 阴道用抗菌药

一般单纯由于激素缺乏引起的阴道炎症——老年性阴道炎，多半是不会合并霉菌或滴虫的感染。但也不是绝对的。如果白带检查发现有霉菌、滴虫或者其他微生物感染，医生会给大家使用阴道内抗生素（有时候还要配合口服），使用时应该注意如下。

（1）这类药物应该在外阴清洗干净后使用。

（2）这种药物多配有投药器或塑料指套，都是一次性的不可重复使用。一般一盒药物会按照标准使用次数配备足够的一次性投药器或指套，请放心地遵守一次性使用。

（3）不管是阴道冲洗，还是阴道塞药，都可能会影响宫颈癌筛查检查时细胞的采集。如果在阴道用药期间正好遇到单位组织体检妇科的女性，最好能暂缓妇科体检。等停药后 3 天左右再做宫颈癌筛查。

③ 调节阴道菌群的药物

我们知道肠道益生菌，同样的，阴道内也有益生菌。医生有时会给患者开阴道益生菌药物帮助患者尽快恢复菌群平衡。这种药物一般需要注意如下。

（1）有的益生菌保存需要放置在冰箱内冷藏。请注意是冷藏，既不是常温也不是冷冻。临床上，会有患者没听清楚，回去后将药冻成了冰棍。不过现在也有一些新的益生菌剂型是可以常温放置的，因此拿到这类药时一定要按照说明书上标注的存放方法保存。

（2）使用益生菌时一般不能同时使用抗生素。原因很简单：益生菌也是菌，也怕抗生素啊。故医生会交代这类药物的使用时机。一般会在抗生素疗程结束后或在抗炎治疗的间隙使用。把益生菌和抗生素一起同时放进阴道肯定是错误的。

（3）同样也应该在外阴清洗干净后使用。

4 阴道用激素类药物

如果阴道内萎缩性改变和炎症明显，医生会在排除禁忌证的情况下指导患者使用阴道用激素类药物。

（1）很多人听到激素就很恐惧。但实际大可不必。应该记住一句话，"对于激素用药来说，局部用药肯定比全身用药安全得多。"也就是说阴道里面涂或塞雌激素药物一般只对阴道黏膜起作用，很少像口服或注射雌激素那样影响子宫内膜等全身其他脏器。目前临床外用的雌激素药膏是比较安全的。

（2）阴道内激素治疗一般都有疗程。常常在疾病急性期时会要求每日晚间用药，1～2周后症状明显好转，用药间隔可以加大为一周用药2～3次。症状消失后请一定要遵医嘱停药，不建议盲目自行用药或停药。

综上，需要提醒大家：在阴道用药期间，请避免性生活。

绝经激素补充治疗

在使用绝经激素药物的过程中，有一些是我们必须注意的。

（1）不能擅自停药。如果医生已经开具了激素补充的药物（比如每日口服或外用），应该按照医嘱使用。贸然停药可能引起阴道不规律出血，患者反而会更加惊慌。如果对服药产生疑问或有停药想法时，请一定先和医生讨论，不要自行停药。

（2）一般口服激素治疗是需要每日定时服药的，切勿漏服。漏服也可能会引起阴道流血。

（3）如果在激素服用过程中出现了月经之外的不规律阴道流

血,及时就诊非常必要。有的是月经周期半当中就有阴道出血,应该及时就诊以排除宫颈、内膜、阴道等其他疾病。

（4）拿到激素药物后别急着吃,先看一看说明书。女性激素补充的药物和其他药物有个特别不同的地方。有的药每一粒的成分都是一样的,吃哪一粒都可以。而大多数绝经激素治疗常用的药,通常一盒28粒中前14粒为一种颜色,里面只含有雌激素;后14粒是另一种色,含有雌激素和孕激素。口服时要注意按照一定次序服药。一般来说需要先服用雌激素片14天后再口服雌、孕激素复合片模拟生理性女性激素的分泌,顺序不能颠倒,否则月经就乱了（当然如果病情需要时,医生会根据实际安排,有个别情况下会要求患者只吃某一种颜色的药片或者改变服用的顺序,应遵医嘱）。激素用药讲究定时、定量、按时、完整、顺序、遵医嘱。

（5）激素补充治疗过程中需要定期做检查,观察肝、肾代谢,乳腺等是否一直处于正常状态。如果用药后发现肝、肾功能出现异常,或者乳腺等其他身体器官出现了不能使用激素的疾病,就必须停用。不要嫌麻烦,该做检查就检查,排除禁忌证,更好保障健康。

（6）避孕药是激素药,但激素药不一定是避孕药。是不是觉得有点像绕口令？有些患者卵巢功能不全,月经不来了,医生给她口服雌、孕激素补充。

患者问医生："吃了这个药,我是不是可以不用采取避孕措施了？"

医生："什么？"

患者："这个药和我以前的避孕药一样嘛,都是28粒。它是不是也可以避孕"。

医生："同是28粒,此药非彼药。这次的药服药后排卵功能转好后还会有助于怀孕。如果不想要孩子,仍然需要采取避孕措施。"